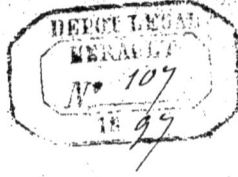

CHORÉE

ET

INFECTION

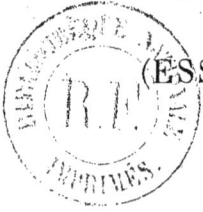

(ESSAI DE PATHOGÉNIE)

PAR

Le Dr Dertad ESSAYAN

MONTPELLIER

TYPOGRAPHIE ET LITHOGRAPHIE CHARLES BOEHM

ÉDITEUR DU NOUVEAU MONTPELLIER MÉDICAL

10, RUE D'ALGER, 10

—

1897

CHORÉE

ET

INFECTION

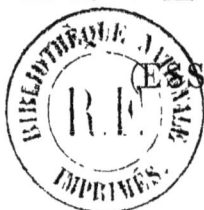

(ESSAI DE PATHOGÉNIE)

PAR

Le Dr Dertad ESSAYAN

MONTPELLIER

TYPOGRAPHIE ET LITHOGRAPHIE CHARLES BOEHM

ÉDITEUR DU NOUVEAU MONTPELLIER MÉDICAL

10, RUE D'ALGER, 10

1897

A MA CHÈRE TANTE

*Faible témoignage de reconnaissance
sans borne.*

A MON PÈRE, A MA MÈRE

A MA SŒUR ET A MON FRÈRE

Expression d'une affection éternelle.

DERTAD ESSAYAN.

A Monsieur le Professeur FLAHAULT

*Humble hommage d'une respectueuse
reconnaissance et d'une affection filiale.*

Dertad Essayan.

AVANT-PROPOS

Nous avons eu pour but, dans notre travail, de grouper tous les nombreux faits connus qui avaient déjà permis à plusieurs auteurs d'entrevoir et de soutenir avant nous la pathogénie infectieuse de la chorée, d'exposer les résultats de quelques statistiques étrangères, d'apporter quelques faits nouveaux publiés depuis les dernières thèses qui ont été écrites sur ce sujet. Nous avons tâché de faire ressortir le rôle que l'infection peut jouer dans la production de la chorée, la fréquence avec laquelle elle se trouve à l'origine de cette maladie.

Voici le plan que nous avons suivi :

Après un court historique, nous avons exposé la symptomatologie de la chorée en insistant plus particulièrement sur les symptômes qui nous paraissaient comme ayant un caractère infectieux, si nous pouvons nous exprimer ainsi. Nous nous sommes efforcés de faire ressortir tout ce que la marche, la durée et la terminaison de cette maladie contenaient d'intéressant au point de vue qui nous occupait. Nous nous sommes longuement étendu sur le diagnostic différentiel pour bien fixer le terrain sur lequel la discussion, au point de vue pathogénique, doit se limiter à notre sens. Nous avons fait voir l'insuffisance complète des études anatomo-pathologiques. Dans le chapitre de l'étiologie, nous avons passé en revue toutes les causes prédisposantes qui peuvent se trouver à l'origine de la chorée, et, enfin, après avoir successivement discuté toutes les théories pathogéniques qui ont été soutenues par les auteurs, et avoir montré l'impossibilité dans laquelle elles se trouvent pour expliquer plusieurs faits constatés, nous avons proposé la théorie infectieuse, comme celle qui explique le plus de faits. Nous avons enfin tiré de notre travail les conclusions qui en découlaient.

Avant de quitter le seuil de cette antique Faculté, où tant de générations se sont succédé pour y puiser la science médicale enseignée par des maîtres des plus autorisés, nous croyons nous acquitter d'une dette sacrée, en saisissant l'occasion pour remercier tous nos maîtres qui ont bien voulu nous guider dans nos études par leurs conseils bienveillants. C'est à eux que nous devons l'amour que nous avons conçu pour cette science, et si notre travail a été tant soit peu fructueux et profitable pour nous, c'est également à leur enseignement que nous en sommes redevable. Qu'ils veuillent bien tous accepter l'hommage de notre respectueuse reconnaissance.

Nous sommes heureux de pouvoir profiter de l'occasion pour exprimer à M. le professeur Grasset nos plus sincères remerciements et l'expression de notre profonde gratitude, pour l'honneur qu'il nous a fait en acceptant la présidence de notre thèse.

Mais il est un maître qui, par la bienveillance qu'il n'a jamais cessé de nous témoigner, par les conseils si précieux qu'il nous a prodigués pour la préparation de notre thèse, dont il nous avait inspiré le sujet, a plus particulièrement droit à notre reconnaissance : que M. le professeur Rauzier veuille bien accepter cet hommage d'un cœur plein de gratitude et d'admiration.

CHORÉE ET INFECTION

ESSAI DE PATHOGÉNIE

CHAPITRE PREMIER

Historique.

Jusqu'au xviii⁰ siècle, les noms de danse de Saint-Guy et de chorée ont été employés dans des sens très divers et sous chacun d'eux on comprenait des symptômes de nature très variée. Qu'il nous suffise, pour en donner une idée, de rappeler les dénominations plus ou moins bizarres de *dansomanies, grande danse de Saint-Guy, convulsions démoniaques, folie extatique, tarentisme*, indiquant des affections d'ordre nerveux tout aussi extraordinaires, qui ont sévi au moyen âge en Allemagne, en Italie, etc., à la suite d'épidémies effroyables.

C'est à Sydenham que revient l'honneur d'avoir dégagé la danse de Saint-Guy de beaucoup d'autres affections nerveuses avec lesquelles elle se trouvait confondue, et d'en avoir esquissé la symptomatologie en groupant les symptômes les plus importants. Il était loin, cependant, d'avoir éclairci l'étiologie et la pathogénie de cette affection ; c'est là, en effet, un point de pathogénie nerveuse extrêmement controversé, même jusqu'en ces dernières années, et nombreuses sont les théories qui ont eu successivement la prétention de l'expliquer, mais, qui, entachées qu'elles étaient d'exclusivisme, n'expliquaient chacune qu'une partie de la vérité et ne pouvaient, par conséquent, satisfaire l'esprit.

Nous voyons, en effet, tout d'abord, Botrel, G. Sée, qui inspirés des travaux de Bouillaud sur le rhumatisme, et en se basant sur les observations antérieures de Cullen, de Frank, de Sauvages, de Stoll, de Bouteille, de Bright et de beaucoup d'autres, dans lesquelles la coexistence du rhumatisme et de la chorée était notée, ont fait de cette dernière une manifestation rhumatismale dans un tiers des cas. Cette théorie a été reprise par H. Roger, qui a soutenu l'origine rhumatismale exclusive de la chorée. Cette opinion fut admise également par MM. J. Simon, Cadet de Gassicourt et par Trousseau, qui a rapporté dans ses cliniques de nombreux cas personnels en faveur de la théorie qu'il soutenait.

Mais cette théorie a eu ses adversaires, et nous trouvons dans leur camp Rilliet, Barthez, Grisolle, Barier, Monneret, Bouchut, Steiner, qui, dans la coexistence fréquente de ces deux maladies, ne voient qu'une simple coïncidence et nullement une relation de cause à effet. Graves ne parle même pas des rapports de ces deux affections. Nous devons citer comme opinion intermédiaire à celle-ci celle de Charcot, qui admet bien des relations intimes entre le rhumatisme aigu et la chorée, mais qui les rattache à une seule et même diathèse, la diathèse arthritique, dont ils ne seraient que de simples manifestations.

Bouchut a opposé à la théorie exclusive érigée par Roger, celle, tout aussi exclusive, d'*anémie* comme cause déterminante de la chorée. Nous devons signaler également la théorie de l'origine réflexe de la chorée, soutenue par Triboulet père, qui plaçait le point de départ de l'excitation dans les nerfs périphériques douloureux; par M. Baumel, qui considère les rameaux dentaires du trijumeau comme la voie centripète des excitations émanant des dents lors d'une éclosion difficile.

Comby insiste plus particulièrement sur les rapports étroits qui existent entre l'hystérie et la chorée qui n'est, pour lui, qu'une hystérie du jeune âge.

Joffroy va plus loin, et la chorée devient pour lui une névrose cérébro-spinale d'évolution dont relèvent les arthropathies et les troubles circulatoires.

Il nous faut mentionner aussi la théorie embolique anglaise soutenue par Tuckwell, Meynert, entre autres, qui voyaient à l'origine de la chorée une lésion cérébrale localisée produite par une embolie provenant du cœur, celui-ci étant constamment lésé avant l'apparition de la chorée.

Enfin, nous devons parler de la théorie microbienne, infectieuse, qui ne devait pas manquer d'être soutenue, vu l'énorme extension de la bactériologie et l'envahissement par elle de toutes les branches de la pathologie. Elle a été discrètement lancée par Lerredde et corroborée par Triboulet, dans ses recherches microbiologiques et dans sa thèse. Nous ne faisons que signaler les recherches faites dans le même sens de Pianese, nous y reviendrons dans le chapitre consacré à la pathogénie, où seront discutées les principales théories énumérées dans ce court historique.

CHAPITRE II

Symptomatologie.

───

Nous allons étudier dans ce chapitre la symptomatologie de la chorée, en nous étendant plus particulièrement sur les symptômes qui, bien que signalés dans un grand nombre d'observations, n'ont cependant pas suffisamment attiré l'attention des observateurs, mais qui, à notre avis, sont de nature à éclairer d'un jour tout nouveau la pathogénie de cette maladie.

Cliniquement, on peut considérer trois périodes dans l'évolution de la chorée : 1° une période de début ; 2° une période d'état; et 3° une période de déclin.

1° PÉRIODE PRODROMIQUE. — Instabilité du caractère, instabilité de l'intelligence et instabilité musculaire, voilà ce qui frappe tout d'abord l'œil de l'observateur. A ces symptômes fondamentaux viennent se surajouter des phénomènes d'irritation spinale: excitabilité extrême, douleurs vagues dans les articulations et dans les masses musculaires, douleurs à la nuque. Un sentiment de lassitude générale, une incertitude dans la marche, maladresse des mains, de l'insomnie, des rêves, des cauchemars pendant la nuit, de légers troubles de la vision. Il nous faut signaler également les douleurs provoquées au niveau de l'émergence des nerfs rachidiens, ce que Triboulet désigne sous le nom de névrodynie.

2° PÉRIODE D'ÉTAT. — a) *Motilité*. — Les mouvements choréiques commencent généralement par un bras avant de se généraliser, et presque toujours prédominent d'un côté du corps et surtout du côté gauche. Ce sont surtout les muscles des membres qui sont atteints ; viennent ensuite les muscles de la face, des lèvres, de la langue, du pharynx et du larynx.

Ce sont des mouvements irréguliers, illogiques, spontanés, qui agitent successivement des groupes musculaires très éloignés les uns des autres, ce qui produit chez le choréique des positions étranges, des contorsions extraordinaires, des rotations et des inclinaisons variées des diverses parties du corps. — A la face, les passions les plus opposées, les expressions les plus extraordinaires se dessinent et se succèdent avec rapidité et sans aucun ordre logique. La dysarthrie est assez nette, surtout pour les linguales et les labiales, le bégaiement est commun. Les muscles du larynx et du pharynx sont parfois également atteints. Les sphincters peuvent également être affectés, l'incontinence d'urine et des matières en est la conséquence. L'agitation des membres est parfois telle, que le malade est obligé de s'aliter et des excoriations peuvent survenir par une véritable usure de la peau. Malgré cela, la force peut ne pas être diminuée, bien qu'elle soit atteinte très souvent. Un autre caractère constant des mouvements choréiques, c'est de se suspendre presque toujours pendant le sommeil.

Les mouvements choréiques du muscle cardiaque sont admis par les uns (Benedikt, Triboulet) et rejetés par d'autres (Huchard, Axenfeld). — Les paralysies, les paraplégies s'observent de même (chorée molle).

b) *Sensibilité*. — Douleurs dans les membres, dans les jointures, engourdissements, picotements, hyperesthésie cutanée, céphalée frontale, temporale ou occipitale, tels sont les troubles habituels de la sensibilité. On observe cependant assez fréquemment des anesthésies ou des analgésies. Nous devons insister un peu plus sur la névrodynie, que nous avons signalée dans la période prodromique. Les caractères de cette douleur provoquée sont les suivants : elle est d'autant plus intense que les mouvements sont plus forts ; elle suit les mouvements dans leur distribution anatomique ; dans l'hémichorée on les trouve du côté affecté ; dans la chorée de la face, ce sont les trois points de la névralgie faciale qui répondent à la pression. La pression sur ces points douloureux augmente momentanément l'intensité des mouvements choréiques.

La douleur intéresse les nerfs périphériques et les émergences des nerfs rachidiens ; on a vu le zona coïncider avec la chorée.

c) Les troubles des facultés morales et intellectuelles.— Ils ont été étudiés surtout par Marcé, qui les a constatés au moins dans les deux tiers des cas. Ils consistent, d'après lui, en une modification profonde du caractère, lequel devient bizarre et irritable avec une tendance surtout à la tristesse, parfois à la gaieté. Les troubles intellectuels proprement dits, sont constitués par une diminution de la mémoire, une grande mobilité dans la succession des idées et l'impossibilité de concentrer et de fixer l'attention sur un objet quelconque. Les hallucinations, relativement rares dans la chorée vraie de Sydenham, se manifestent surtout au réveil et sont le plus souvent limitées à la vue ; elles peuvent cependant s'étendre à la sensibilité générale et même atteindre le sens de l'ouïe. — On observe de même une diminution souvent considérable de la mémoire qui porte surtout sur les choses récemment apprises. Ainsi Triboulet cite le cas d'un enfant qui ne pouvait pas réciter deux mots d'une prière ou d'une fable récemment apprises, alors qu'il arrivait à chanter un couplet entier d'une chanson. « C'est là, ajoute-t-il, une dissociation familière à l'aphasie ».

Il faut noter aussi que, le plus souvent, ces troubles intellectuels disparaissent sans laisser aucune trace, en même temps que
les mouvements choréiques s'atténuent et que le malade marche
vers la guérison. Rarement, les troubles intellectuels aboutissent
à une aliénation mentale durable.

d) *Fonctions nutritives.* — Les fonctions organiques ne sont pas,
on le comprend facilement, sans se ressentir de ces perturbations
nerveuses si variées. Les troubles digestifs sont fréquents et
apparaissent souvent dès le début. On observe fréquemment des
nausées, des vomissements, des douleurs épigastriques, de la
constipation, etc. Du côté de l'appareil respiratoire, on trouve
signalées des dyspnées paroxystiques parfois excessives, rappelant
celle de l'asthme ou de l'angine de poitrine. Il faut mentionner
également les troubles de la menstruation tels que : dysmé-
norrhée et aménorrhée. Et enfin, l'amaigrissement parfois très
rapide et l'anémie. Il nous faut signaler, en terminant l'histoire
symptomatique de la chorée, les recherches récentes faites sur l'é-
limination par l'urine des substances comburées dans l'économie.
En thèse générale, on peut dire que les combustions des matières
albuminoïdes sont augmentées. En effet, Handfield a remarqué
dans le cours de la maladie une élimination exagérée d'urée et
d'acide phosphorique.

Notre collègue, M. Babeau, chef de clinique dans le service
des maladies des enfants, qui nous a si gracieusement autorisé
à nous appuyer sur les résultats obtenus par lui dans des recherches inédites sur l'urine des choréiques, a trouvé de même une
quantité d'urée excessive et une augmentation notable des phos-
phates. Cette élimination considérable des matières comburées
dans l'économie nous explique l'amaigrissement rapide des
sujets. Est-elle due à l'agitation incessante, au travail musculaire considérable que fournissent les choréiques ? Ne serait-elle
pas due, au contraire, au moins en partie, à ce que la chorée,

comme nous tâchons de le démontrer dans notre travail, est d'origine infectieuse et, comme telle, les combustions se trouvent augmentées chez les malades. C'est là un point qui appelle de nouvelles recherches. Il faudrait pour cela, croyons-nous, faire des analyses d'urine chez des choréiques paralytiques (nous ne parlons que de la chorée molle, et il n'est nullement question de la chorée post-hémiplégique, bien entendu) ou bien chez des choréiques qui ne présentent pas une grande intensité dans leurs mouvements.

Il nous faut maintenant citer un symptôme qui a une très grande importance au point de vue qui nous occupe ; nous voulons parler de la fièvre. C'est là un symptôme qu'il nous faudra retenir et sur lequel nous reviendrons plus tard. Nous l'avons laissé exprès à la fin pour y insister particulièrement.

MARCHE. DURÉE. TERMINAISON. — La marche de la maladie est *cyclique*, nous avons dit, en effet, qu'on pouvait lui considérer trois périodes. — Elle a une durée moyenne de deux mois et demi, au bout de laquelle la guérison survient. Il y a des cas où elle ne dure que quelques jours, mais les récidives sont fréquentes dans ces cas-là. — D'autres chorées durent plusieurs mois, mais, si aucune complication n'est survenue, la maladie finit toujours par guérir. Quand elle doit guérir, l'amélioration se dessine tout d'abord dans les membres inférieurs, puis dans les bras, dont l'agitation diminue graduellement ; les mouvements de la face disparaissent les derniers. Les troubles des facultés intellectuelles et morales sont ceux qui persistent le plus longtemps.

Quant à la terminaison fatale, c'est l'exception ; la mort arrive par une des complications que nous allons exposer, et quand ces complications font défaut, elle est la conséquence d'un épuisement du système nerveux et d'une cachexie rapide pro-

duits par une atteinte profonde du système nerveux par l'infection.

COMPLICATIONS. — Les complications les plus importantes et
qui sont extrêmement graves sont celles qui frappent le cœur
(endocardite, péricardite) et celles qui atteignent le cerveau (délire
maniaque ou rhumatisme cérébral).

Pour ce qui est des complications cardiaques, on peut dire
qu'elles sont relativement fréquentes, même si nous ne comptons
que les cas où les choréiques n'ont jamais été atteints de rhumatisme.

En ce qui concerne le rhumatisme cérébral, beaucoup d'auteurs,
comme Roger, Cadet de Gassicourt et Triboulet après eux, ont
admis qu'il constitue une complication intrinsèque de la chorée.
Au milieu de l'évolution d'une chorée vulgaire survient brusquement une ascension thermique considérable, sans cause appa-
rente ; l'enfant devient sombre, une stupeur, un état comateux
se déclarent, l'auscultation du cœur fait parfois constater une
arythmie très prononcée, et l'état comateux en s'accentuant
entraîne la mort.

Roger cite un cas de chorée survenue à la suite de symptômes
rappelant ceux du rhumatisme cérébral. En effet, la maladie
débute par une stupeur intellectuelle profonde qui est suivie
d'une hémiplégie, et ce n'est qu'alors que la chorée apparaît.
La guérison a suivi d'ailleurs toutes ces graves manifestations
nerveuses.

RÉCIDIVES. — Les récidives sont assez fréquentes après une
première attaque et peuvent se répéter un grand nombre de fois ;
un fait est à noter : c'est que, généralement, l'intensité et la
durée des attaques diminuent à mesure que le nombre des récidives augmente.

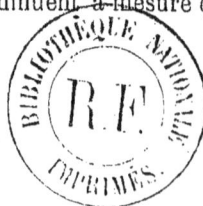

2

PRONOSTIC. — Le pronostic est bénin, et ce n'est que dans les cas, relativement peu fréquents, où surviennent les complications dont nous avons parlé précédemment, que la maladie prend un caractère de gravité excessive. Les lésions cardiaques sont moins souvent mortelles à brève échéance, mais elles mettent l'organisme en état d'infériorité.

CHAPITRE III

Diagnostic.

———

Nous nous occuperons dans ce chapitre du diagnostic différentiel des chorées et des maladies qui présentent des mouvements choréiformes dans leur symptomatologie. -- Nous allons
d'abord établir une distinction entre les chorées hystériques et
la chorée de Sydenham.

Parmi les chorées hystériques, nous distinguerons les variétés
suivantes : 1° La chorée rythmique. 2° La chorée arythmique.

1° La chorée rythmique hystérique est admise par tous les
auteurs. C'est une maladie qui se présente sous forme d'attaques
survenant à la suite d'émotions violentes, attaques séparées par
des intervalles plus ou moins prolongés. Pendant ces intervalles
le malade revient à son état normal. Les attaques sont caratéri-
sées par l'absence d'une perte complète de connaissance et surtout par des secousses musculaires qui se font suivant un rythme
régulier, rythme qui varie avec le malade. Les mouvements
reproduisent toujours plus ou moins exactement des gestes pro-
fessionnels. Le début est habituellement brusque. La maladie
affecte diverses formes, qui sont désignées sous les dénominations de chorée saltatoire, malléatoire, etc., suivant que le
malade fait des sauts ou le geste du forgeron frappant sur l'en-
clume, d'une façon rythmique. Tous ces gestes se caractérisent
par la succession régulière et rythmique des mêmes mouve-

ments. En outre, comme Guinon le fait remarquer avec juste raison, le malade a parfaitement conscience du mouvement qu'il va exécuter. Il faut signaler la coexistence constante de l'hystérie et de la chorée rythmique, les manifestations de la première pouvant précéder, accompagner ou suivre la seconde, qui n'est elle-même qu'une des manifestations si variées et si nombreuses de la grande névrose.

Il nous est facile maintenant de faire ressortir les différences fondamentales qui existent entre la chorée rythmique et la chorée de Sydenham. Dans la première, le début est brusque, tandis que la seconde a une période prodromique insidieuse et longue. Là, les mouvements anormaux ne se montrent que par accès et à l'occasion d'émotions; ici, les mouvements sont plus ou moins intenses, mais ne s'arrêtent jamais que pendant le sommeil. Là, les mouvements reproduisent un acte professionnel ou un geste rappelant ceux de la vie ordinaire. Ici, au contraire, les mouvements sont absolument illogiques, irréguliers sans aucun ordre dans leur succession.

Enfin, si l'hystérie peut être observée dans la chorée vulgaire, la relation entre les deux maladies n'est jamais aussi intime que dans la chorée rythmique, où l'on trouve *constamment* une hystérie ou tout au moins des stigmates très nets d'hystérie.

2° La chorée arythmique hystérique semble être, en apparence du moins, absolument identique à la chorée de Sydenham, et pour faire le diagnostic, qui est parfois malaisé, il faut se baser surtout sur le fait de la combinaison intime des autres manifestations hystériques, avec les mouvements choréiques qui se suivent, alternant les uns avec les autres; sur les troubles de la sensibilité si fréquents dans la chorée arythmique hystérique, troubles de la sensibilité, constitués par des analgésies, des anesthésies, des hyperesthésies, avec ovarie et zones hystérogènes, dont la grande fréquence a été notée par MM. Marie, Perret et Debove. Dans certains cas aussi, la compression des ovaires peut modifier ou suspendre les mouvements choréiques comme dans un cas de Debove et dans plusieurs cas de Perret (Lyon). En voici un exemple :

Jeanne C..., 12 ans, entrée le 17 octobre 1890. Sortie le 20 février 1891. — Pas de rhumatisme. Rougeole dans le jeune âge ; il y a deux mois, début par les membres supérieurs, extension progressive aux membres inférieurs, accentuation depuis quinze jours ; la marche est devenue impossible.

État actuel. — Chorée généralisée atteignant la face et la langue, la parole en est gênée. — Réflexes n'ont pas pu être étudiés à cause de l'agitation. Ovarie très nette.

Pression des ovaires détermine des phénomènes d'aura et atténue notablement les mouvements anormaux.

Par contre, vers le rebord des fausses côtes, à gauche, une zone hystérogène, où la pression augmente les mouvements, provoquant même parfois un certain degré de clonisme.

15 février. Ovarie aussi nette qu'au début : presque plus de mouvements. L'enfant commence à parler. Et le 20 février, disparition complète des mouvements, persistance de l'ovarie surtout à droite (Perret-Lyon).

Voilà une observation de Charcot :

Vende..., présente des mouvements choréiques vulgaires (arythmiques) ; en même temps *attaques* avec les trois grandes phases d'hystéro-épilepsie, *anesthésie générale* avec *amyosthénie*, surtout à droite, ovaralgie double, mais prédominante du côté droit. Compression ovarienne suspend momentanément les mouvements anormaux.

En voilà une autre très caractéristique (Chantemesse) :

Jeune fille de 21 ans, nullement rhumatisante, 36 heures après une chute du premier étage, fut prise de mouvements arythmiques ; hémianesthésie cutanée, anesthésie pharyngée. Au bout d'un mois, application d'un aimant : guérison comme par enchantement.

Il nous faut ajouter aussi que dans cette forme de la chorée on n'observe jamais des complications cardiaques rénales ou cérébrales qui sont le propre de la maladie de Sydenham.

En ce qui concerne les adultes et les vieillards, nous voyons qu'ils peuvent être atteints: 1° De la chorée de Sydenham, bien que ce soit exceptionnel chez eux ; 2° D'une chorée spéciale, qu'on a appelée chorée chronique, chorée d'Huntington, dont l'histoire est dominée par l'hérédité similaire, et qui, par son évolution, diffère complètement de la chorée de Sydenham. En effet, on remarque tout d'abord une rapidité moindre dans les mouvements (Charcot). Le début est brusque, mais, par contre, la généralisation met des années pour se réaliser. En second lieu, on ne trouve aucun antécédent rhumatismal chez ces malades, pas même le rhumatisme chronique, qui est cependant si fréquent chez les vieillards. — On ne note également aucune complication cardiaque. La volonté a une action manifeste sur ces mouvements, qu'elle peut suspendre momentanément. La déchéance mentale plus ou moins prononcée est assez fréquemment signalée chez ces malades. — Mais c'est surtout par sa marche et sa durée qu'elle diffère de la chorée de Sydenham ; en effet, la chorée d'Huntington est une maladie essentiellement chronique et qui ne se termine qu'avec la mort du malade. — Les femmes enceintes peuvent également être atteintes de la chorée de Sydenham et de la chorée chronique d'Huntington.

Osler rapporte deux familles où cette maladie a sévi, et, d'accord avec King et Huntington, il en fait une maladie à part contrairement à l'opinion de Charcot et de Huet.

Il ne nous semble pas nécessaire d'insister sur le diagnostic différentiel de l'athétose et de la chorée. La première n'a aucun rapport avec la maladie de Sydenham ; elle se développe, comme l'hémichorée symptomatique, consécutivement à une lésion cérébrale hémorrhagique ou nécrobiotique, et s'accompagne d'exagération des réflexes, d'hémiplégie, etc. — L'hémiatrophie cérébrale congénitale des enfants peut également lui donner naissance. L'athétose consiste en des mouvements incessants d'ouverture et de fermeture d'une main doigt par doigt.

Nous pourrions dire un mot d'une forme spéciale de chorée décrite tout récemment par Brissaud (*Rev. Neur.* 30 juillet 1896), sous le nom de *chorée variable*, qui serait, d'après l'auteur, une maladie caractérisée, par son développement exclusif sur un terrain dégénéré, par la variabilité de ses symptômes et des caractères de ces symptômes, par son apparition et sa disparition brusques, imprévues, séparées par des *rémissions* de courte durée. « C'est une névrose qui manque de tenue symptomatique », comme dit l'auteur. — Ce n'est pas là la chorée de Sydenham, car à part le caractère des mouvements, on n'y trouve aucun des symptômes de la maladie qui nous occupe. Ce n'est non plus la chorée chronique progressive, car elle guérit et n'aboutit pas à la déchéance mentale, comme c'est la règle dans la chorée chronique. — Ce qui domine l'histoire de ce syndrome clinique, c'est le terrain dégénéré sur lequel il se développe exclusivement.

Les chorées qu'on appelle électriques doivent être séparées de la maladie de Sydenham. — 1° La maladie de Dubini est caractérisée par des secousses semblables à celles produites par des décharges électriques. Ces contractions apparaissent d'abord dans un doigt et s'étendent, dans l'espace de quelques jours, à la moitié du corps correspondante. Les secousses sont rythmiques (Bianchi). Des attaques convulsives viennent s'y ajouter, se répétant plusieurs fois dans la journée, suivies de paralysies des membres et de la déviation de la bouche. L'intelligence est conservée, jusqu'à ce que, par la répétition de plus en plus grande des convulsions, le coma survienne. — La mort est la terminaison naturelle dans 90 % des cas. On a trouvé des lésions nécrobiotiques et phlegmasiques aux méninges et à l'encéphale.

Certains auteurs, comme M. le professeur Grasset, Hœckel, Orsi, etc., en font une myélite aiguë convulsive. Stefanini croit à son origine palustre ; mais sa nature n'est encore nullement déterminée. On peut dire avec Jaccoud que « ce qui est certain, c'est que ce n'est pas une chorée ».

2° La maladie de Bergeron est caractérisée par des mouvements qui apparaissent brusquement, s'exécutent d'une façon rythmique et involontaire et agitent certains groupes musculaires dont le siège est variable. Ce qui est caractéristique, c'est la brusquerie des secousses, qui semblent être produites par des décharges électriques, décharges se répétant rythmiquement à plusieurs minutes d'intervalles. Elles sont d'autant plus fréquentes et fortes que les malades font plus d'efforts pour se contenir. Elles interrompent souvent les mouvements volontaires. Elles cessent complètement pendant le sommeil. La sensibilité est intacte, de même que l'intelligence. La terminaison est toujours favorable.

Bergeron a eu l'idée d'administrer le tartre stibié, qui a amené une prompte guérison. — M. Joffroy a observé un cas consécutif à un embarras gastrique (excès de table) et fut amené à penser que le tartre stibié avait agi sur l'état gastrique, et, pour lui, la maladie n'est qu'une auto-intoxication d'origine gastrique.

Il nous faut dire un mot du *paramyoclonus multiplex*. Dans cette maladie, les mouvements anormaux présentent les caractères suivants : Ils sont brusques, ordinairement non rythmiques, souvent symétriques dans des muscles très éloignés les uns des autres. Secousses, parfois isolées, parfois agglomérées avec des intervalles irréguliers ; elles n'amènent pas toujours des déplacements correspondants des membres, et quand le déplacement se produit il ne ressemble jamais à un mouvement intentionnel. Les mouvements se produisent tantôt dans un seul muscle, tantôt dans plusieurs muscles à la fois ou alternativement. Il y a une hyperexcitabilité de la moelle qui fait que la moindre excitation [cutanée les provoque et les généralise. Les réflexes sont exagérés. Comme on le voit, aucun symptôme commun avec la chorée.

Les tics convulsifs sont la manifestation d'une dégénérescence mentale ou physique et d'une hérédité nerveuse. Ils affectent souvent la face, mais ils se généralisent souvent aux membres. Ils reproduisent toujours des actes volontaires de la vie ordinaire. La volonté a une certaine action sur eux au prix d'un pénible effort. — Sans parler des phénomènes de coprolalie, d'écholalie, etc., les caractères qui précèdent suffisent pour les différencier de la chorée de Sydenham.

CHAPITRE IV

Anatomie pathologique.

Avant de passer à la pathogénie de la chorée, il nous faut en exposer sommairement l'anatomie pathologique. Ce serait là une source de données d'une importance capitale, qui nous éclairerait d'un jour éclatant la pathogénie de cette maladie, si malheureusement nous n'avions eu jusqu'à présent que des résultats contradictoires et tout à fait insuffisants ; les lésions qu'on a trouvées ne sont nullement spécifiques et ne pourraient servir de base à une démonstration vraiment scientifique. Il y a plusieurs raisons qui font que l'anatomie pathologique n'a donné que des résultats contradictoires : 1° c'est, d'abord parce qu'on a rarement l'occasion de faire des autopsies dans une maladie qui guérit dans la plupart des cas ; 2° c'est surtout, parce que les autopsies sont très rarement faites dans des cas de chorées cliniquement pures. En effet, comment admettre que les lésions trouvées à l'autopsie se rapportent exclusivement à la chorée, si, concurremment avec celle-ci, une autre maladie a évolué chez le même malade.

On a d'abord localisé la lésion dans les noyaux centraux et dans le quart postérieur de la capsule interne, on l'a crue d'ordre nécrobiotique produite par une embolie partant d'un cœur primitivement lésé. Puis, la lésion est devenue d'ordre inflammatoire pour d'autres auteurs qui l'ont tour à tour placée dans la moelle ou dans l'encéphale, et on a trouvé, à ce point de vue, des lésions extrêmement variées, telles que : des méningites ou des hyperémies méningées à la moelle ou au cerveau, des lésions phlegmasiques médullaires ou encéphaliques. Nous n'y insistons pas davantage, car nous y reviendrons dans le chapitre de la pathogénie avec de plus amples détails.

Mais avant de quitter ce chapitre nous voulons dire un mot d'une autopsie faite par Cadet de Gassicourt dans laquelle Balzer avait trouvé brillantes les grandes cellules de la corne antérieure de la moelle avec des noyaux granuleux et moins fortement colorés que d'habitude ; Triboulet pense que les lésions, dans la chorée, doivent être de cet ordre, si tant est qu'elles existent. Inutile de dire que le cas de Cadet de Gassicourt remplissait toutes les conditions requises, c'est-à-dire que c'était un cas de chorée pure. La mort était survenue par une attaque de rhumatisme cérébral.

C'est là, à notre avis, une question qui appelle de nouvelles recherches plus approfondies, d'autant plus que, dans les autopsies faites antérieurement, on a rarement fait des recherches histologiques pour étudier les altérations microscopiques, recherches nécessaires, surtout dans une maladie où l'absence de grosses lésions est à supposer.

CHAPITRE V.

Etiologie.

Nous considérerons successivement : le sexe, l'âge, l'état social, le surmenage physique et intellectuel, le tempérament, l'hérédité.

Sexe. — C'est un fait surabondamment prouvé par toutes les statistiques, que la chorée de Sydenham est beaucoup plus fréquente chez les filles que chez les garçons, et d'une façon plus générale dans le sexe féminin que dans le sexe masculin. La fréquence relative dans les deux sexes peut être approximativement représentée par la proportion de 3 à 1 (3 filles pour 1 garçon).

En effet, si nous conseillons la statistique de Steph. Mackenzie dont les recherches ont porté sur 439 cas, nous trouvons les chiffres suivants : 332 cas dans le sexe féminin, 114 cas dans le sexe masculin et 3, dont le sexe n'a pas été noté dans les observations.

Germain Sée, sur 531 choréiques, trouve 393 filles et 138 garçons. West donne la statistique suivante : Sur 1,141 cas, 347 de sexe masculin et 774 de sexe féminin.

Moynier trouve, sur 189 choréiques, 138 filles et 51 garçons.

Rufz donne absolument les mêmes chiffres que Moynier.

Nous verrons plus tard quelle peut être l'explication de cette fréquence relativement moindre de la chorée chez les garçons.

Le sexe joue donc un rôle important comme cause prédisposante.

Age. — En ce qui concerne l'âge, les statistiques sont aussi éloquentes et aussi concluantes que tout à l'heure. Ce qui nous frappe tout d'abord en parcourant toutes les statistiques et les observations, c'est que la fréquence de la chorée subit des fluctuations très nettes suivant les diverses périodes de la vie. Elle est nulle ou presque nulle dans les deux ou trois premières années qui suivent la naissance ; elle est très minime jusqu'à l'âge de 6 ans ; elle est à son maximum entre 6 et 15 ans ; au-dessus de 15 ans elle est extrêmement faible. En effet, dans la statistique de Triboulet (père), sur 305 cas, nous trouvons un seul à 3 ans, et 14 seulement de 3 à 6 ans; 259 cas entre 6 et 15 ans et 7 cas seulement au delà de 15 ans.

Dans la statistique de Seph. Mackenzie, nous trouvons les chiffres suivants :

6 cas au-dessous de 6 ans ; 320 cas entre 6 et 14 ans ; 105 cas seulement entre 14 et 40 ans.

La statistique de West nous donne : 132 au-dessous de 6 ans, 959 entre 6 et 15.

Nous voyons donc, par ces statistiques imposantes, que l'âge a une importance considérable comme cause prédisposante; pour exprimer en une formule nette et explicite ce que les chiffres viennent de nous montrer, nous dirons que la chorée est une maladie de la seconde enfance, qu'elle coïncide avec la période de la vie où la croissance est à son maximum d'activité.

État social des malades. — Stephen Mackenzie, dont la statistique est si intéressante à beaucoup de points de vue, a remarqué que la chorée était très fréquente dans la classe pauvre et qu'elle devenait de plus en plus rare à mesure qu'on s'élevait dans les classes sociales — En effet, dans la classe élevée elle ne trouve que 12 cas sur 430 ; 115 cas dans la classe moyenne et 303 cas dans la classe pauvre.

Surmenage physique et intellectuel. — Nous voyons dans la même statistique que le surmenage mental avait précédé la chorée dans 71 cas (15 garçons, 56 filles) 16 % ; et le surmenage physique dans 34 cas avait précédé l'éclosion de la maladie. — Nous pouvons parler de même des frayeurs, des émotions, qui sont des causes prédisposantes et qui se retrouvent parfois à l'origine de la chorée.

Tempérament. — Nous parlerons d'abord de l'anémie. Nous la plaçons parmi les causes prédisposantes, car, comme nous allons tâcher de démontrer dans le chapitre de la pathogénie, nous ne croyons pas qu'elle puisse produire à elle seule la chorée. Mais nous avons hâte d'ajouter que l'anémie, en tant que cause prédisposante, a une grande importance. Nous voyons, en effet, que dans la statistique de Mackenzie l'anémie est notée dans les antécédents de 92 choréiques sur 439 cas, soit dans 21 % des cas environ. — C'est là une cause prédisposante d'une importance telle, que Trousseau conseillait de traiter les choréiques par les ferrugineux. — Il nous faut encore dire un mot du tempérament nerveux, qui est si souvent lié au tempérament arthritique. Charcot a bien montré les rapports intimes de ces deux tempéraments. En effet, le tempérament névroso-arthritique prédispose nettement à la chorée. Nous constatons très souvent dans les antécédents personnels de ces malades des affections nerveuses, telles que : hystérie, épilepsie, convulsions, etc., ou bien des affections organiques du système nerveux ; de même qu'on trouve comme manifestation extérieure du tempérament arthritique des affections cutanées (zona ou autre) des mouvements fluxionnaires, des douleurs névralgiques, des bronchites répétées. (Voir statistique de St. Mackenzie).

Nous devons ajouter que M. le professeur Grasset attache une très grande importance à la scrofule, comme cause prédisposante de la maladie qui nous occupe.

Hérédité. — Ce qui domine l'histoire familiale des choréiques, c'est l'hérédité arthritico-nerveuse. On retrouve, en effet, chez les parents des choréiques, des affections nerveuses fonctionnelles ou organiques et des manifestations de la diathèse rhumatismale. — L'hérédité similaire se rencontre parfois.

Stephen Mackenzie trouve 202 cas sur 439 où l'hérédité nerveuse est signalée, soit 46 %. La chorée s'est rencontrée dans 63 familles. La folie (imbécillité et idiotie comprises) s'est retrouvée chez les parents dans 17 cas. L'épilepsie s'est observée dans 35 familles. L'alcoolisme dans 11 familles; le nervosisme dans 54 familles ; des paralysies dans 16 familles ; des céphalées et des migraines dans 6 familles ; l'asthme dans 4 familles ; fièvre cérébrale dans 2 familles ; le zona dans 1 famille ; et la méningite tuberculeuse, la congestion cérébrale, le diabète, la sciatique, le goître exophtalmique, etc., chacun 1 fois dans une famille.

M. le professeur Grasset rapporte le cas suivant dans son *Traité des Maladies du système nerveux* :

Père a eu rhumatisme chronique très tenace, auquel il a succombé. — A eu deux enfants choréiques. — L'une a eu la chorée à 6 ans, peu après elle a senti des palpitations, et une insuffisance mitrale fut constatée. L'autre a été atteint de chorée à 16 ans, et ne présente aucune manifestation rhumatismale.

« Nous n'hésitons pas à voir dans la chorée de ces deux enfants un symptôme du rhumatisme que le père leur a transmis, et cependant ni l'un ni l'autre n'a eu des phénomènes articulaires », ajoute M. Grasset.

CHAPITRE VI

Pathogénie.

Il nous faut, à présent que nous connaissons toute l'histoire symptomatique et étiologique de cette maladie, passer successivement en revue toutes les théories qui ont eu la prétention d'en expliquer la genèse, les discuter au fur et à mesure, démontrer ce qu'elles expliquent, ce qu'elles ne peuvent pas expliquer, et en arriver à une théorie toute récente qui nous paraît devoir être appelée à tout expliquer, ou tout au moins à expliquer le plus grand nombre de faits connus.

Théorie rhumatismale. — En quoi consiste cette théorie ? — Pour G. Sée, la chorée est très souvent une manifestation rhumatismale. Dans son mémoire présenté à l'Académie de médecine en 1850, il discute la pathogénie de la chorée, et, en se basant sur ses observations (sur 128 cas, 61 fois rhumatisme articulaire), où la fréquence du rhumatisme dans la chorée est notée, il tire les conclusions suivantes : 1° Que la chorée, dans 2/5 des cas est d'origine rhumatismale ; 2° Que, par conséquent, elle n'est plus une névrose, c'est-à-dire une affection nerveuse « *essentielle* », « sans aucune raison suffisante », mais « un résultat, un symptôme », « un état nerveux » développé « en cours d'une autre maladie, et, en particulier de la diathèse rhumatismale ». Il admet donc ainsi une chorée-névrose et une chorée-rhumatismale qu'il appelle « symptomatique ». — Indépendamment de ces deux formes de chorée, il admet l'existence des chorées diathésiques et dyscrasiques, et il cite comme cause pathogénique : la chloro-anémie ; la tuberculose dans 4 cas ; la scrofulose dans 16 cas ; le rachitisme dans 3 cas ; l'albuminurie dans 3 cas. Botrel, sur 82 cas rassemblés, a trouvé le rhumatisme dans 65 cas. Hugues et Burton Browne (*Guy's hosp. Reports*, 1856), sur 104 cas de chorée, signalent 89 fois l'existence du rhumatisme articulaire aigu, ou d'une affection cardiaque ; S. Kirkes (*Med. Times and Gazette*, 1863), sur 36 cas de chorée, trouve 33 choréiques chez lesquels le rhumatisme et l'affection cardiaque coexistaient, et dans les 3 autres, les lésions cardiaques existaient seules.

Roger, dans les *Archives générales de Médecine*, en 1867 et en 1868, apportait une statistique de 71 cas, tous compliqués de lésions cardiaques, ce qui fait une proportion de 100 %.

Mais les observateurs se suivent et la proportion diminue, Haven (*Bostn. med. and Sur. Journ.*, 1881), sur 200 cas de chorée, ne trouve que 42 cas où le rhumatisme a servi pour cause étiologique.

Saric, dans sa thèse (1885), ne note le rhumatisme que 4 fois sur 18 cas observés.

Hernugham (*Soc. roy. méd. and chir. Londres*, 1889), sur 80 cas, ne trouve que 21 fois le rhumatisme, soit 20 % ; Goodall (*Rev. Soc. Med.*, 1891), sur 262 cas, indique une proportion de 32 % pour l'origine rhumatismale, il trouve en outre 98 fois des lésions cardiaques nettement démontrées sur ces 262 cas.

Stephen Mackenzie trouve, sur un total de 664 cas, 179 cas de rhumatisme, soit 27 %.

Legay (Thèse de Paris), sur 76 malades, trouve 30 fois le rhumatisme.

Stenier, sur 252 cas, a vu 4 fois seulement le rhumatisme. Prior, sur 92 cas, note 5 cas seulement de rhumatisme. Comby sur 16 cas, n'a pas observé un seul cas de rhumatisme. Comme on le voit, il y a une différence énorme entre les observations de Roger et celles-ci.

Il faut ajouter cependant que toutes les douleurs articulaires survenues dans la chorée qu'avait précédée une scarlatine ou une affection infectieuse quelconque, sont prises par Roger pour une attaque de rhumatisme articulaire.

Actuellement, nous sommes fixés sur la nature de ces prétendus rhumatismes, qui ne sont autre chose qu'une localisation de la maladie infectieuse sur les articulations, ce sont des arthrites infectieuses qui, au moins cliniquement et étiologiquement, diffèrent absolument du rhumatisme articulaire aigu. On ne peut pas admettre non plus que toutes les endocardites sont d'origine rhumatismale ; sans nier la fréquence des lésions cardiaques dans le rhumatisme, nous devons cependant reconnaître qu'une affection cardiaque peut se développer dans le cours de la chorée, sans qu'il y ait forcément un rhumatisme aigu à l'origine de celle-ci. A la fin de notre travail, nous citerons un grand nombre d'observations d'Osler, qui seront à notre avis très concluantes, étant données les conditions toutes particulières dans lesquelles l'auteur a fait ses recherches. On a écrit, en effet, à tous les malades qui étaient entrés à l'hôpital pour chorée. 110 malades ont répondu à la convocation et sont venus se prêter gracieusement à un examen médical.

Sur ce nombre il y avait des malades qui avaient quitté l'hôpital depuis 16 ans, et, l'intervalle de temps minimum qui s'était écoulé, entre la sortie des malades et l'examen du cœur, était de 2 ans. On comprend l'importance de ces constatations.

Eh bien ! sur ces 110 observations, Osler trouve 43 cœurs normaux ; 54, atteints d'une affection organique quelconque et 13 présentant seulement des troubles fonctionnels. Parmi ces 54 lésions organiques, en laissant soigneusement de côté toutes les observations où nous trouvons signalée la moindre douleur articulaire (bien que, à notre avis, toute douleur articulaire ne veuille

pas dire rhumatisme, attendu que souvent dans la période prodromique de la chorée on observe des douleurs vagues aux articulations) nous trouvons environ 35 cas, où le cœur a été lésé et
définitivement lésé, puisqu'au moins au bout de deux ans on a
nettement constaté ces lésions organiques.

Ces observations sont tellement concluantes que nous nous
permettons de les rapporter en les résumant. Elles montrent
bien que la chorée peut se développer et se compliquer d'une
lésion cardiaque en dehors du rhumatisme. Ceci revient à dire
que la théorie rhumatismale exclusive ne peut pas être soutenue
par ce qu'elle ne peut pas s'appliquer à tous les cas observés.
Cependant, il faut reconnaître que, quand le rhumatisme existe
à l'origine de la chorée, il en explique suffisamment toute l'histoire.

Théorie de la névrose. — Cette théorie est basée sur le fait de
la coexistence fréquente de la chorée et d'autres névroses telles
que : hystérie, épilepsie, etc., dans les antécédents héréditaires
et personnels des malades, et sur l'absence des lésions apprécia-
bles dans les autopsies des choréiques.

En outre, Joffroy et Comby, qui sont les défenseurs les plus
ardents de la théorie névrosique, n'admettent pas la nature rhumatismale des arthropathies, ils les assimilent aux arthropathies
d'origine médullaire. Les lésions cardiaques dépendent également
du trouble fonctionnel du système nerveux.

Joffroy admet même que la tachycardie, qu'on observe si souvent dans la chorée, peut produire des péricardites avec épanche-
ment. Il en rapporte même des exemples. Il conclut en disant :
« La chorée est *une* dans sa symptomatologie, dans sa marche,
dans son ensemble, et je n'hésite pas à affirmer qu'elle est *une*
dans sa *nature* ; je dirai donc qu'elle est *toujours* rhumatismale
ou qu'elle ne l'est *jamais*. Eh bien ! elle ne l'est *jamais*, » dit
M. Joffroy, et il ajoute : « C'est une maladie spéciale au cours

de laquelle se voient des arthropathies fréquentes; le rhumatisme, s'il apparaît avant la chorée, agit comme une maladie anémiante quelconque ».

D'abord, comme nous tâcherons de le démontrer, la chorée n'est pas une maladie spéciale, et elle n'est pas *une* dans sa nature ; nous y voyons, au contraire, un syndrome clinique, syndrome qui présente une histoire symptomatique bien définie, une marche cyclique toute particulière, mais qui peut être produite par des causes multiples, par des infections diverses telles que : rhumatisme, scarlatine, rougeole, variole, pneumonie, grippe, entérites, etc., etc. ; probablement aussi par des auto-intoxications d'origine gastro-intestinale ou par des toxines organiques imparfaitement détruites par le foie ou insuffisamment éliminées par les reins.

Nous pouvons donc, avant d'aller plus loin, affirmer que la chorée n'est pas *une* dans sa nature.

« Sans doute, continue-t-il, il est séduisant d'envisager d'ensemble les manifestations articulaires, les lésions cardiaques et séreuses qui peuvent accompagner le désordre nerveux, et de mettre cet ensemble sur le compte d'une maladie générale infec-tieuse ; mais pourquoi le désordre nerveux n'apparaît-il qu'à une limite d'âge comprise entre 3 et 15 ans ? »

En se basant sur tout ce qui précède, Joffroy conclut à la nature non rhumatismale de la chorée.

« Il est rationnel, dit-il, en conclusion, de faire de la chorée une maladie d'évolution atteignant l'axe cérébro-spinal et liée à la croissance ; elle est au système nerveux ce que la chlorose est au système circulatoire ; je l'appellerai névrose cérébro-spi-nale d'évolution. Cette théorie, supposant un trouble dans le jeu encéphalo-médullaire, me paraît expliquer d'une façon plausible: l'époque d'apparition, les modifications de l'intelligence, la variété des désordres observés (mouvements choréiques, paralysies, troubles réflexes et sensitifs). Les arthropathies sont des arthropathies d'origine médullaire. Les manifestations cardio-séreuses sont de même nature que celles des grandes lésions nerveuses centrales, ainsi qu'on le voit dans les hémorrhagies, ou avec le ramollissement ».

Comby insiste plus particulièrement sur les liens de parenté qui unissent la grande névrose à la chorée, et celle-ci devient pour lui un des bras innombrables de « l'hydre moderne ».

Nous terminerons l'exposé de cette théorie en citant quelques passages de Charcot, passages qui résument la conception de l'Ecole de la Salpétrière. — « La chorée, dit-il, a été considérée par plusieurs auteurs comme étant une émanation du rhumatisme articulaire. C'est toujours la grande question de la combinaison de l'arthritisme avec les maladies nerveuses ».

Plus bas :

« On peut considérer l'arthritisme comme formant un arbre dont les principaux rameaux sont la goutte, le rhumatisme articulaire, certaines formes de migraines, des affections cutanées, etc.

« De l'autre côté, un arbre nerveux comprend la neurasthénie, l'hystérie, l'épilepsie, toutes les catégories de vésanies à forme héréditaire ou autres.

« Les deux arbres sont voisins, ils communiquent par la racine et ils ont des relations tellement intimes qu'on peut se demander quelquefois si ce n'est pas le même arbre ».

Plus bas :

« A mon avis, il n'y a pas de chorée méritant d'être appelée rhumatismale, dans l'acception rigoureuse du mot, la coïncidence fréquente, l'alternance même des deux affections ne suffit nullement à montrer qu'elles sont identiques et de même nature. Tout au plus, cela peut-il faire penser qu'il y a entre elles une certaine affinité dont il reste à rechercher la raison d'être ».

Plus loin :

« De ce que vous rencontrerez l'hystérie à la suite de diverses perturbations (agents provocateurs de l'hystérie, saturnisme, traumatisme, fièvre grave), en conclurez-vous qu'il y a diverses hystéries? Il en est de même pour ce qui est de la chorée que vous appelez chorée rhumatismale ».

Tout d'abord le nom de névrose éveille dans l'esprit l'idée d'une maladie essentiellement chronique qui, dans l'intervalle de ses manifestations bruyantes, continue à exister chez le malade, qui, en dehors des crises, présente des stigmates indélébiles témoignant de son existence, des stigmates physiques et mentaux qui ne font jamais défaut. — Rien de tout cela chez un choréique qui n'est pas hystérique en même temps. La chorée, au contraire, a une marche cyclique, nullement chronique. Si l'on ne voit qu'une névrose dans la chorée, on ne peut absolument pas expliquer certains symptômes qui se voient relativement souvent dans le cours de la chorée. Comment se représenterait-on, en effet, une névrose qui commence par un malaise général, des troubles digestifs, qui se complique de fièvre et qui, à un moment donné produit une endocardite dûment et nettement constatée dans un grand nombre d'autopsies?

Théorie anatomique. — Nous avons vu dans le chapitre consacré à l'anatomie pathologique, les résultats des autopsies faites dans les cas de chorées mortelles, nous y avons rencontré des lésions extrêmement variées ayant des sièges tout aussi multiples et qui, par cela même, perdent toute valeur pathogénique. Cependant, d'après l'école anglaise, le siège anatomique de la chorée peut être considéré comme découvert. — En effet, Tood s'était basé sur la prédominance unilatérale des mouvements anormaux, sur l'existence possible d'une hémiparésie du même côté, et avait émis l'opinion que le siège de production des mouvements choréiques devait être dans les corps opto-striés Et, pour expliquer la lésion de ces noyaux centraux, il admettait la filiation des phénomènes dans l'ordre suivant : Rhumatisme-endocardite-embolie dans les noyaux opto-striés-chorée. Cette théorie d'*embolisme capillaire*, émise en Angleterre par Senhouse Kirkes et Broadbent et acceptée par Russell, H. Jackson, Ogle, Tuckwell, Fox, Gray etc., le fut également par Frerichs et Kretschmer en Allemagne.

On peut faire à cette théorie les objections suivantes :

1° Il y a beaucoup de cas de chorée où l'on ne trouve aucune lésion au cœur. Sur 16 autopsies, Ogle n'en trouve que 10 fois seulement. Raymond a réuni 79 cas de chorée à terminaison fatale, et il ne trouve que 55 fois des lésions cardiaques. On pourrait multiplier les exemples à volonté, mais ce qui précède suffit, à notre avis, pour prouver définitivement que l'embolie ne peut pas être invoquée dans tous les cas.

2° On ne peut pas expliquer le fait de la prédominance des hémichorées à gauche, puisqu'on sait que l'embolie est beaucoup plus fréquente à gauche.

3° Comment comprendre *la lenteur de la période du début*, avec l'idée d'une embolie qui est, habituellement, rapidement suivie d'effets (ictus, etc...)

4° Comment s'expliquer la rareté des cas où la chorée est exclusivement unilatérale ?

5° Comment expliquer la rareté relative des récidives ?

6° L'absence complète d'ictus qui n'est pas suffisamment expliquée par le petit volume de l'embolie.

7° Et enfin, avec une embolie qui produit une nécrobiose du territoire irrigué par l'artère qu'elle a obstruée, on ne s'explique pas du tout le *restitutio ad integrum*, terminaison habituelle de la chorée.

En ce qui concerne les lésions inflammatoires des méninges, de l'encéphale et de la moelle, il ne faut pas perdre de vue le fait important de la généralisation des phénomènes à tout le système nerveux (voir symptomatologie), ce qui fait qu'on ne peut tenter avec succès aucune localisation pour la lésion anatomique.

En effet, si nous admettons, avec Chauveau, Bert, Legros et Onimus, qui ont expérimenté sur des chiens choréiques, que la chorée a son siège anatomique dans la moelle, nous ne nous expliquerons pas du tout l'apparition des phénomènes corticaux tels que : aphasie, délire, hallucinations, troubles psychiques en un mot.

Si, d'autre part, nous suivons Raymond dans ses recherches expérimentales, qui, en lésant sur des chiens une partie de la couche optique et de la capsule interne, obtient des mouvements choréiques ; si nous avons recours à l'anatomie pathologique dans des cas de chorées symptomatiques consécutives aux lésions cérébrales, et si, après avoir constaté des lésions dans le quart postérieur de la capsule interne, nous nous arrêtons à l'idée d'une lésion constante dans ces noyaux centraux, nous nous heurterions à des difficultés insurmontables, pour expliquer les phénomènes médullaires (modification du réflexe tendineux, etc.), l'existence des désordres psychiques et enfin, pour comprendre la chorée bilatérale si fréquente qui ne s'expliquerait que par des lésions exactement symétriques dans les deux capsules internes.

Raymond lui-même, après avoir exposé ses expériences, conclut en ces termes : « l'hémichorée ordinaire peut, symptomatiquement, ne pas différer de l'hémichorée due à des lésions cérébrales, et, le siège de l'hémichorée cérébrale étant déterminé, on peut admettre que celui de l'hémichorée vulgaire est le même ». Et plus bas : « Si le processus a son origine dans les ganglions encéphaliques, il est impossible de supposer qu'il y reste limité, ainsi qu'en témoignent divers symptômes (douleur provoquée, allure réflexe de certains phénomènes, irritabilité médullaire, phénomènes psychiques) ».

Un fait important ressort de ce qui précède, c'est que la chorée, éminemment complexe dans sa symptomatologie, ne pourrait être représentée par une formule anatomique univoque, car, comme nous venons de le voir, toute tentative de localisation de la lésion dans une partie quelconque du système nerveux a échoué complètement.

Théorie réflexe. — Dans cette théorie, on admet une irritation, soit extrinsèque : corps étrangers au doigt (Jacobi), irritations nasales, irritation pleurale (thoracentèse, injections) ; soit intrinsèque : fatigue due aux efforts répétés d'accommodation chez les enfants hypermétropes (Stevens, d'Albany), vers intestinaux (Guérin), saburres gastro-intestinales (Bouteille), dentition difficile (Baumel), névrodynie (Triboulet). Cette irritation irait exciter les centres moteurs qui, par voie centrifuge, produiraient le désordre moteur. — Aucune de ces causes ne peut produire à elle seule la chorée avec toute sa symptomatologie et ses complications (endocardite, fièvre, etc.). D'autre part, chacune d'elles localise l'excitation centrale dans tel ou tel territoire du système nerveux, ce qui fait qu'on se trouve dans l'impossibilité absolue d'expliquer les troubles psychiques, la généralisation possible et fréquente des troubles de la sensibilité et de la motilité. — Nous pouvons, au contraire, les considérer comme des causes prédisposantes qui excitent, d'une façon plus ou moins constante et prolongée, le système nerveux qui, de ce fait, devient plus apte à être touché par une infection quelconque.

Théorie dyscrasique. — Comme toutes les théories précédentes, la théorie dyscrasique ne représente qu'une partie de la vérité et ne saurait prétendre à l'explication de tout ce qu'on observe dans la chorée. Voyons, en effet, ce que nous apprennent les

faits. Les statistiques nous disent qu'un grand nombre de choréiques présentent des symptômes d'anémie. Dans la statistique
de Stephen Mackenzie, nous trouvons 92 fois l'anémie à l'origine
de la chorée. Nous voyons en outre que la chorée est beaucoup
plus fréquente dans le jeune âge, où l'anémie est excessivement
commune ; qu'elle est plus fréquemment observée chez les jeunes
filles qui réalisent beaucoup plus facilement la chloro-anémie ;
qu'elle se rencontre avec une plus grande fréquence dans la
classe pauvre, où, par suite de mauvaises conditions hygiéniques,
l'anémie est plus fréquente. Est-ce à dire que l'anémie peut, de
toutes pièces, engendrer la chorée? Non, croyons-nous. — Nous
admettons qu'elle augmente l'excitabilité du système nerveux — la
physiologie nous l'apprend — que par conséquent, elle le met en
état d'opportunité morbide. Mais, comme le fait si judicieusement
ressortir Triboulet dans sa thèse, l'anémie ne produit des mouvements convulsifs que dans les hémorrhagies graves qui mettent
la vie en danger.

Et alors, comment s'expliquer que les choréiques, après deux
mois et demi d'alimentation insuffisante, guérissent juste au
moment où l'anémie, à son maximum, devrait menacer les
jours du malade. — On ne trouverait pas non plus une explication aux paralysies, aux désordres réflexes. Nous pourrons
rappeler à ce sujet la remarque de Triboulet, qui cite le sort
d'une interprétation analogue de Gubler à propos de la paralysie
diphtérique. Landouzy l'a en effet combattue et a fait voir le rôle
de l'infection dans ces paralysies.

Nous pourrions, en effet, citer dans le même ordre de faits
les délires post-infectieux qui ne sont que des délires dus à
l'action des toxines sur les centres nerveux.

Avant la prédominance des idées microbiennes, on les consi-
dérait comme des délires d'inanition. M le professeur Grasset
nous a fait remarquer, à plusieurs reprises, dans ses leçons
cliniques, que, si l'interprétation qu'on en donne est exacte, il

faudrait que ces délires disparaissent actuellement, puisqu'on nour-
rit les malades par le lait et le bouillon, surtout dans les maladies de courte durée, comme la pneumonie par exemple, et, s'ils
ne disparaissent pas, c'est qu'ils sont sous la dépendance d'une
autre cause, qui ne peut être que l'infection.

Comme on le voit, le rôle de l'anémie est assez important
comme cause prédisposante de la maladie qui nous occupe.

Théorie de l'infection. — Avant de passer à l'étude critique de
la théorie de l'origine infectieuse de la chorée, nous allons, dans
un exposé sommaire, établir les points importants de la bactériologie en chorée.

Quelles sont les données bactériologiques que nous possédons
actuellement? Rien de décisif, répondrons-nous immédiatement.
Nous nous hâtons d'ajouter, cependant, que nous croyons en
savoir suffisamment pour avoir au moins de fortes présomptions
en faveur de la théorie microbienne. Les deux points suivants
paraissent déjà acquis à la science :

1° Il ne paraît pas y avoir un microbe spécifique en chorée ;

2° Par conséquent la chorée doit être considérée non comme
une maladie spéciale ayant un microbe à elle, mais comme un
syndrome clinique pouvant se développer sous l'influence de
divers agents infectieux ou de la localisation de leurs toxines sur
l'axe encéphalo-médullaire.

Il nous faut démontrer maintenant ce que nous venons d'avan-
cer par des faits et des recherches faites dans ce sens.

· C'est Chéron qui, en 1888, dans l'*Union médicale*, a nettement posé, pour la première fois, la question de la nature infectieuse de la chorée, et, après avoir parlé du débat qui existe
entre les partisans de la théorie névrosique et ceux de la théorie
rhumatismale, conclut en disant que « à son avis, il n'y a qu'une
seule opinion qui puisse expliquer les phénomènes choréiques ;

puisque ce sont des microbes qui produisent l'endocardite et le rhumatisme, c'est à eux qu'on doit faire remonter également la chorée.» Mais Chéron ne montre pas comment, par quel mécanisme les microbes agissent pour produire soit le rhumatisme, soit l'endocardite ou la chorée, et il n'indique pas non plus quels sont ces micro-organismes.

Pianese, dans la *Riforma medica* (14 octobre 1891), a publié le résultat de ses recherches. Voilà ses conclusions :

1° Les cultures faites avec la moelle cervicale d'un individu mort de chorée ont permis d'isoler un bacille qui pousse de 20° à 28°, il se développe sur la gélatine en formant des gaz et il est animé de mouvements lents ; il forme des spores et se colore par la fuchsine phéniquée ;

2° Les inoculations sous-cutanées, intra-péritonéales, et intra-veineuses de ce bacille donnent des résultats négatifs chez les chiens, les cobayes, les lapins ;

3° Les inoculations dans la dure-mère spinale et le nerf scia-tique chez 6 chiens et 13 lapins, donna des résultats positifs.

Résultats positifs également chez 2 lapins sur 3, inoculés dans la chambre antérieure de l'œil ;

4° Les phénomènes, vingt-quatre heures après l'inoculation, sont : tremblements tantôt généralisés, tantôt limités à certains groupes musculaires, principalement aux muscles du dos et de l'épaule, irritabilité des animaux, hyperesthésie de la colonne vertébrale. Ils persistent les jours suivants.

Plus tard, contracture dans un des membres, et la marche devient titubante, incertaine. Amaigrissement et mort en quatre ou cinq jours. Seuls les animaux inoculés sur le nerf sciatique, se rétablissaient complètement, après avoir présenté les mêmes phénomènes que tout à l'heure pendant vingt à trente jours ;

5° A l'autopsie des animaux qui succombaient, le bacille se retrouvait dans le cerveau, la moelle, les nerfs ;

6° Les cellules ganglionnaires, surtout celles des cornes antérieures, présentaient les mêmes modifications du protoplasma
qu'on trouve chez les individus atteints de chorée ;

7° Enfin, chez un choréique, on trouve dans les vaisseaux de
la moelle, à côté des hématies, des bacilles dont quelques-uns
présentaient sur les cultures les mêmes propriétés que le bacille
qu'on vient de décrire.

Triboulet a fait des recherches sur des chiens ; il a isolé dans
le sang des chiens choréiques un coccus à gros grains isolés, et
il a fait des inoculations des cultures de ce coccus qui ont été capa-
bles de reproduire la même maladie avec atrophie musculaire,
mouvements chordiformes, etc. L'auteur dit, en terminant, l'exposé de ses recherches :

« En attendant, il ne se dégage pas moins de toutes les constatations précédentes un caractère d'uniformité qui leur donne,
dans l'ensemble, une valeur que le détail paraît amoindrir ; il
en ressort une interprétation possible, matériellement fondée, d'un
fait de physiologie pathologique générale, — *le mouvement anormal fonction d'influence microbienne*.

Voilà ce qu'il importe de retenir dans les recherches de
M. Triboulet pour le point de vue qui nous occupe.

G... Mircoli, dans la *Revue des maladies de l'enfance*, 1er février
1892, dit avoir signalé déjà la présence de staphylocoques et de
streptocoques dans le système nerveux, en particulier.

Lerredde, également, a observé un cas de chorée typique
fébrile. Il n'y avait point de rhumatisme. Au cours du mouvement fébrile, une endocardite s'est constituée. En faisant des ensemencements avec le sang recueilli par une piqure au doigt, il a
obtenu des cultures de *staphylocoques blancs*,

La piqûre avait été faite avec toutes les précautions antisep-
tiques possibles. — Ce qui donne de la valeur à ces constatations,
c'est que, les ensemencements faits dans des conditions identi-

ques ne donnaient que des *résultats négatifs* pendant la défervescence de la maladie.

Triboulet a publié également deux cas de chorée fébrile avec
recherche microbiologique dans la *Revue des maladies de l'enfance*, décembre 1891. — Ces deux cas sont recueillis dans le
service de M. le D^r d'Heilly, à l'hôpital des Enfants :

1° Dans cette première observation la maladie se termine par
un rhumatisme cérébral foudroyant. Il a fait des cultures avec
du sang pris dans la veine cave inférieure, dans le cœur et dans
la rate. La première et la troisième culture donnèrent des cultures
fertiles de staphylocoques blancs ; tandis que la seconde resta
stérile.

2° Cette observation est celle d'un rhumatisant, fils d'une rhumatisante, qui pour une troisième attaque de rhumatisme rentrait
à l'hôpital. Les deux premières attaques s'étaient terminées toutes
les deux par une chorée. La deuxième attaque avait produit une
péricardite durable. Cette troisième attaque se compliqua d'une
troisième atteinte de chorée ; nouvelle poussée de péricardite,
mort consécutive.

Le liquide péricardique cultivé donne des staphylocoques blancs
et dorés. — Les cultures du sang et du liquide céphalo-rachi-
dien restent stériles. Les recherches de M. Courmont sur la toxicité
des produits du staphylocoque pyogène nous montrent les faits
suivants, qui sont consignés dans une note présentée à la Société
de Biologie :

« Je viens, dit-il, d'étudier avec M. Rodet les produits solubles
du staphylocoque pyogène : nous avons dissocié, au moyen de
l'alcool, ces produits, et nous avons étudié, séparément, l'action
des produits précipités par l'alcool et celle des produits solubles
dans l'alcool.

« Les premiers déterminent sur le chien et le lapin une dyspnée
excessive, une élévation de la pression artérielle, et *une exci-*

tabilité exagérée du système nerveux qui se traduit par des secousses musculaires, des *mouvements choréiformes*, et des contractures pouvant se généraliser, et revêtir complétement l'aspect du strychnisme. Ces accidents se terminent par la mort qui, chez le chien, a lieu, en général, au bout de deux heures. « Les substances solubles, au contraire, inoculées aux mêmes animaux, donnent lieu à des phénomènes inverses : ralentissement de la respiration et du cœur, relâchement du système musculaire, somnolence pouvant aller jusqu'à la stupeur, anesthésie cornéenne, etc. Les animaux meurent comme à la suite d'une intoxication par un anesthésique. La dissociation par l'alcool permet donc de distinguer dans les cultures du staphylocoque pyogène deux espèces de substances toxiques, différentes, aussi bien au point de vue physiologique qu'au point de vue chimique.

» Les poisons microbiens sont donc multiples et doués de propriétés antagonistes, ce qui empêche leur action de se manifester nettement quand on les injecte en bloc ».

Une autre observation est celle d'un enfant de 9 ans et demi qui, dans le cours d'une chorée, présenta de la fièvre, et pendant les trois jours de pyrexies les résultats de l'ensemencement ont été positifs, et dès que la défervescence s'est accentuée la chorée s'est améliorée et les cultures ont été négatives. — Le microbe trouvé était un staphylocoque blanc.

Le fait suivant a été observé par Triboulet.

Fillette de 13 ans, entre pour zona lombaire. Au moment de l'extension de l'éruption, des mouvements choréiques aux membres et à la face, jusqu'à généralisation.

Chorée ordinaire. C'est là, comme le dit Triboulet, un fait qui est une démonstration de pathologie expérimentale. — Avec Letulle, nous admettons que le zona est une névrite infectieuse, par conséquent quand on voit se succéder un zona et une chorée, on peut affirmer que c'est la même infection qui produit la névralgie, l'éruption et la chorée.

Voilà une observation de Mackenzie qui montre bien la filiation des phénomènes depuis l'infection jusqu'à la chorée et l'endocardite qui la complique.

OBSERVATION N° 217. Garçon, 3 ans et demi. Première attaque. — Scarlatine il y a cinq mois, et rougeole 10 jours seulement avant l'attaque. Pas de rhumatisme. Attaque sévère. Durée trois semaines. Endocardite intense pendant l'attaque. Mort, une semaine après le développement de l'affection cardiaque.

Dans toutes ces observations, où l'importance de l'élément infectieux est capitale, nous croyons en effet que la chorée paraît être produite tour à tour par les staphylocoques, les streptocoques, l'agent infectieux de la scarlatine et de la rougeole. — Nous pourrions multiplier les exemples et montrer que la chorée peut être consécutive à toute espèce de maladie infectieuse.

Nous devons faire remarquer que, quand un mouvement fébrile survient dans le cours de la période d'état, les mouvements anormaux s'exaspèrent, et, avec la défervescence de la fièvre les mouvements diminuent rapidement, ce qui prouve qu'il y a un rapport intime entre l'acuité plus ou moins grande de l'infection et l'intensité des mouvements anormaux.

Dans le même ordre d'idées, nous pouvons citer les deux observations de Robert Massalongo (*Rev. Neurologique*, 1896) dans lesquelles on voit la chorée survenir chez deux personnes qui présentaient des lésions d'endocardite, d'insuffisance mitrale, d'artério-sclérose généralisée, de néphrite interstitielle et enfin des lésions hépatiques, et dans lesquelles on note la disparition momentanée des mouvements par l'administration de la caféine, de la digitale et de la strychnine (qui conjurent l'asystolie menaçante et assurent la diurèse); et la réapparition et l'exacerbation de ces mêmes mouvements quand le cœur fléchit définitivement par les progrès de la lésion cardiaque.

Massalongo admet dans ces cas une auto-intoxication produite par l'insuffisance du cœur, des reins et du foie altérés, et par l'accumulation des toxines organiques. C'est là une conception qui ne nous paraît pas inadmissible.

Voyons maintenant si cette théorie peut expliquer ce que les autres expliquent et si elle est capable d'expliquer certains faits qui restaient inexpliqués par les autres.

Et d'abord, pourquoi la maladie se développe dans le jeune âge principalement? C'est parce que la croissance, dont les phénomènes intimes nous sont encore inconnus, est à son maximum d'activité à cette période de la vie ; parce que c'est alors que les deux systèmes, osseux et nerveux, se développent simultanément et l'organisme est obligé de fournir, à part la ration d'entretien ordinaire, une somme considérable de matériaux nutritifs destinés à l'accroissement de ces deux systèmes. Voilà pourquoi à cette période de la vie le système osseux (ostéite, osséo-myélite, etc.) et le système nerveux sont en opportunité morbide, d'après une loi de pathologie générale à savoir que : plus la nutrition est active dans un organe, plus il est prédisposé aux maladies. En outre, le système osseux, pour son accroissement propre, détourne souvent une grande quantité de matériaux qui font défaut au système nerveux en accroissement. Ajoutez à cela le réveil de l'activité génésique qui coïncide avec cette période et le surmenage intellectuel imposé aux adolescents, et nous comprendrons facilement pourquoi c'est surtout à cette période de l'existence que le système nerveux se trouvera en état de moindre résistance et appellera la maladie. En effet, nous voyons dans le jeune âge la paralysie spinale aiguë de l'enfance, la paralysie pseudo-hypertrophique, la maladie de Friedreich, le tabes dorsal spasmodique, le zona, les convulsions diverses, l'éclampsie, les méningites, l'épilepsie, la tétanie, s'abattre sur le système

4

nerveux si fragile de l'enfance. Nous nous expliquons tout aussi facilement l'action prédisposante d'une mauvaise hygiène, du sexe, du tempérament anémique. Quant à la symptomatologie, ce n'est qu'avec cette théorie qu'on peut la comprendre d'une façon complète. En effet, si l'on fait intervenir l'élément infectieux, on comprend très facilement comment il se fait que la chorée a une marche cyclique, qu'elle présente trois périodes comme dans une maladie infectieuse quelconque. On comprend également les mouvements fébriles qui se montrent dans la chorée (18 %, de cas dans la statistique de S. Mackenzie ; dans 1/10 des cas dans celle de Triboulet). Arrêtons-nous un instant, et tâchons d'expliquer l'apparition de ce symptôme, qui est caractéristique d'une infection. Voyons si on doit l'expliquer par une infection surajoutée ou par l'existence d'une infection antérieure à la chorée produisant celle-ci, la fièvre et les complications cardiaques et autres.

Est-ce une infection surajoutée ? Nous ne le pensons pas, car, comment pourrait-on croire à une nouvelle infection si aucun symptôme nouveau ne se montre pour constituer le type clinique d'une infection connue (à part les cas, bien entendu, où une rougeole ou une autre maladie infectieuse bien définie survient dans le cours de la chorée, pour lesquels cas on peut rapporter la fièvre à cette maladie microbienne).

Force nous est donc de rejeter, au moins dans bon nombre de cas, l'idée d'une infection surajoutée.

Est-ce une infection première qui fait la fièvre et la chorée ? On ne peut, en effet, comprendre cette fièvre qui n'a pas un cortège de symptômes pour expliquer une localisation quelconque, si ce n'est par l'existence antérieure d'une maladie infectieuse, le plus souvent bien établie, souvent mal éteinte, pouvant récidiver en quelque sorte, sous l'influence de divers facteurs (surmenage intellectuel ou physique, grande activité de croissance) qui agissent d'une façon intense sur la nutrition générale et en particulier sur celle du système nerveux pour en modifier les conditions normales. Ainsi s'explique la production de la chorée et de la fièvre qui l'accompagne dans certains cas. Infection antérieure, prochaine ou plus ou moins éloignée et alors mal éteinte — chorée et fièvre. Voyons maintenant si cette conception d'infection antérieure mal éteinte est soutenable.

En clinique, nous observons très souvent des cas de « latences microbiennes » comme les appelle Triboulet. Ne voyons-nous pas des cas de paludisme où l'infection paraissait avoir disparu, les accès ne se montrant plus, quand tout à coup, parfois après un laps de temps assez considérable, les accès réapparaissent avec la même intensité, sans que le malade se soit exposé à une nouvelle infection ? Ne voyons-nous pas dans la syphilis, dont la nature infectieuse n'est point contestée aujourd'hui, des années et des années s'écouler entre les diverses manifestations ?

Par conséquent, cette idée d'infection mal éteinte n'est point inadmissible.

Nous pouvons en dire autant de l'endocardite. Celle-ci est toujours infectieuse, donc il y a un microbe quelconque qui l'a produite.

Si, comme nous avons tâché de le démontrer, l'infection n'est pas surajoutée mais antérieure, il est de bonne logique de lui rapporter cette manifestation infectieuse. Et, en somme, on voit par les recherches de Lerredde et de Triboulet qu'il est impossible de ne pas faire remonter à l'infection, à la septicémie staphylococciques (dans les cas particuliers cités par ces auteurs) l'endocardite et la fièvre qui sont survenues dans le cours de la chorée, et on ne peut non plus, d'autre part, ne pas voir une relation étroite entre la chorée et l'infection, quand on voit que la diminution des mouvements coïncide avec la disparition des microbes dans le sang.

Nous pouvons également expliquer la production de l'albuminurie, passagère le plus souvent, qui survient dans certains cas au cours de la chorée.

Thomas (*Deutsch. med. Wosch.*, 1892).

Cet auteur a vu chez un garçon de 14 ans, dans le cours d'une chorée classique, des symptômes de néphrites. Il y avait un peu de fièvre. — On a trouvé de l'albumine et des cylindres dans les urines. Albuminurie et mouvements choréiques disparurent en même temps.

Jones (C.-H.), (in *Virginia medical Month*).— Cet auteur a de même signalé une albuminurie dans un cas de chorée, qui disparut avec la chorée.

Quant aux épidémies de chorées signalées surtout en Allemagne (Wichman, *Deutsch. med Wosch.*, 17 et 24 septembre 1890), on peut les expliquer par les épidémies des maladies infectieuses elles-mêmes qui ont donné naissance à la chorée.

Nous avons d'abord vu que les mouvements choréiformes peuvent être fonction d'une infection (Courmont, Triboulet), nous avons vu également que les conclusions de Pianese tendant à faire de la chorée une maladie à microbe spécifique, sont infirmées par les nombreuses observations où nous voyons des maladies infectieuses diverses déterminer la production de la chorée. Nous avons cité des observations où la recherche bactériologique a été positive. Il nous faut voir maintenant si réellement une maladie infectieuse se retrouve, si non dans tous, du moins dans un grand nombre de cas de chorée. Stephen Mackenzie donne les chiffres suivants : Sur 664 choréiques, il y en a 534 qui ont eu une maladie infectieuse quelconque avant la chorée. Si des 130 cas qui restent on retranche 38, dont les antécédents sont inconnus, il reste 92 cas qui sont rapportés à l'anémie dans cette statistique.

Dans la thèse récente de Legay (Paris), on voit les faits suivants : sur 76 cas, 30 fois le rhumatisme a été trouvé à l'origine de la chorée ; 27 fois une autre maladie infectieuse, et dans 17 cas, la cause déterminante n'est pas indiquée ; sur ces 17 cas, 2 fois seulement une émotion, très peu importante d'ailleurs, est signalée.

Et Legay conclut en ces termes : « Etant donnée l'insuffisance des renseignements de plusieurs des observations au point de vue qui nous occupe, nous pouvons admettre que l'infection précédant la chorée est passée inaperçue dans la plupart des cas, mais *qu'elle n'en existe pas moins.*

Sauf dans deux cas, où l'on a invoqué une émotion très peu importante, aucune autre cause provocatrice n'est indiquée. Donc, avec quelques réserves dues à ce petit nombre de cas dont l'origine infectieuse n'est pas connue, nous pouvons conclure que *la chorée est toujours secondaire à une infection* ».

Sur 76 cas, il y a eu 6 fois des troubles fonctionnels et 14 fois des lésions valvulaires persistantes. Sur ces 14 cas, 6 seulement sont dus au rhumatisme.

Dans la statistique personnelle de Triboulet (père), comprenant 305 cas, nous trouvons 139 cas où l'on ne voit que des antécédents nerveux personnels, mais aucune maladie infectieuse n'est signalée. Dans 190 cas, il y avait au contraire une infection, au début le plus souvent, ou dans le cours de la chorée. — Le cœur s'est montré lésé dans 58 cas, et on ne note que 51 fois l'existence du rhumatisme.

Peut-on expliquer, avec l'idée d'une infection, l'anatomie pathologique de la chorée ? — Nous n'y voyons aucune incompatibilité. En effet, il n'y a aucun fait qui puisse mettre en défaut la théorie microbienne ; une toxine peut parfaitement atteindre le système nerveux, sans y produire des lésions destructives ; elle peut se contenter de produire un processus irritatif qui est, le plus souvent, suivi de guérison ; et de là l'absence des paralysies persistantes.

Les paralysies passagères restent possibles par une atteinte, plus profonde que d'ordinaire, du système nerveux par la toxine

microbienne. — On sait parfaitement qu'il y a des poisons organiques qui, à petites doses, produisent une excitation du centre
nerveux et, à dose toxique, amènent des résultats tout à fait
opposés.

Aucun symptôme ne peut donc rester inexpliqué par cette
théorie.

Pour ce qui est des observations nombreuses où on ne signale
qu'une frayeur, une émotion quelconque, nous dirons qu'il y en
a, parmi elles, qui doivent être placées dans le groupe des chorées
hystériques-arythmiques, dont nous avons parlé dans le chapitre
du diagnostic et que nous avons séparées de la chorée de Sydenham.

Il y en a d'autres parmi elles, pour lesquelles nous incrimine-
rons l'insuffisance des renseignements, car il faut reconnaître que
l'idée de l'infection en chorée, telle qu'on l'entend aujourd'hui,
n'est pas trop ancienne et que, dans la plupart des observations,
en suivant le cours des idées régnantes et suivant qu'on acceptait
telle ou telle théorie, on ne notait souvent que l'anémie, l'émotion vive ou le rhumatisme, et quand ces causes faisaient défaut,
on ne notait rien du tout ; les petites infections gastro-intestinales,
les petites courbatures, suites d'une dentition difficile, les ma-
laises de la croissance, si fréquents dans le jeune âge, ont souvent passé inaperçus, et qui, cependant, auraient pu parfaitement agir sur le système nerveux si irritable de l'enfance.

Maintenant que l'attention est attirée sur ce point, les observations ultérieures pourront avoir plus de valeur et trancher la
question. Mais, en attendant que ces observations confirment ou
infirment la théorie que nous soutenons, nous sommes tout
disposés à l'accepter comme celle qui explique le plus grand
nombre de faits connus et comme celle contre laquelle il n'y a
aucun argument décisif.

CONCLUSIONS

Nous posons tout d'abord en principe qu'en pathologie, pour qu'une théorie pathogénique puisse prétendre à une survie, elle a besoin d'expliquer tous les symptômes et les faits qui constituen l'histoire de la maladie en question.

Par conséquent :

Etant donné que la chorée de Sydenham atteint tout le système nerveux (troubles sensitifs, troubles de la motilité et troubles psychiques) ; qu'elle a une marche cyclique ; que dans son cours on peut voir survenir des symptômes et des complications tels que : fièvre, endocardite, rhumatisme cérébral, albuminurie qu'on peut considérer, pour les raisons que nous avons exposées dans notre travail, comme dépendant de la même cause qui a produit la chorée elle-même, cause qui ne peut être qu'une infection ; étant donné que les statistiques nous montrent la grande fréquence de l'existence d'une maladie infectieuse quelconque à l'origine de la chorée (dans les 4/5ᵉˢ des cas d'après Triboulet); et enfin, étant donné que rien dans l'évolution, dans la symptomatologie et dans l'anatomie pathologique ne peut infirmer la théorie infectieuse ; et étant donné au contraire que :

1° *La théorie de la névrose* laisse inexpliquées les manifestations infectieuses (fièvre, endocardite, albuminurie et la marche cyclique de la maladie) ;

2° *La théorie dyscrasique* n'explique pas non plus les symptômes dont nous venons de parler, et ne peut pas être généralisée ;

3° *La théorie anatomique* suppose ou bien une embolie, qui n'existe pas très souvent, ou nous montre des lésions très diverses dont la variabilité leur enlève toute valeur pathogénique spéciale ;

4° *La théorie réflexe* ne pourrait s'appliquer qu'à un très petit nombre de cas de chorée vraie et elle est incapable d'expliquer les phénomènes d'ordre infectieux ;

5° *La théorie rhumatismale* est trop exclusive et ne pourrait expliquer les cas qui se développent indépendamment de tout élément rhumatismal ;

6° *La théorie microbienne spécifique* n'a pas reçu une sanction bactériologique et ne s'accorde guère avec « le fait de la variabilité étiologique qui domine la chorée ».

Nous concluons : 1° Que la chorée est un syndrome clinique qui reconnaît pour origine une *maladie infectieuse quelconque* ; 2° Que la localisation sur le système nerveux de ces agents infectieux divers ou de leurs toxines est favorisée par la *prédisposition nerveuse héréditaire ou personnelle*, par l'anémie, le mauvais état général, par l'âge, le sexe et par toutes les causes qui mettent le système nerveux en état de moindre résistance.

OBSERVATIONS

OBSERVATION

DUE A L'EXTRÊME OBLIGEANCE DE M. LE PROFESSEUR RAUZIER.

G..., fillette de 12 ans, née à V..., son père et sa mère sont nerveux, mais jouissent d'une très bonne santé. Elle a une sœur unique qui est très bien portante et nullement nerveuse. Elle-même a une bonne santé habituelle. Comme maladie antérieure, elle a eu, il y a 5 ans, une scarlatine accompagnée de pseudo-rhumatisme du cou-de-pied gauche, et, quelques mois après, une chorée légère s'est déclarée qui n'a duré que quelques semaines d'ailleurs ; elle n'a laissé aucun reliquat (aucun souffle cardiaque, aucune lésion rénale). La malade n'a jamais eu de rhumatisme.

Etat actuel (25 janvier 1897). — Il y a 20 jours, l'enfant a présenté un mouvement fébrile, une sensation de malaise général, une inégalité du caractère et une maladresse qui ont attiré l'attention. Après ces phénomènes prodromiques qui ont duré quelques jours, les mouvements choréiques ont apparu d'abord d'un seul côté et se sont généralisés bientôt. Ils étaient extrêmement intenses, mais comme l'enfant a été très bien surveillée et tenue constamment au lit, elle n'a pu se traumatiser. Cinq ou six jours avant la consultation (25 janvier 1897), est apparu une dyslalie progressivement croissante ; l'enfant émet à peine quelques sons inarticulés. On a noté un peu de dyspnée, une toux très légère. Aucune dysphagie, elle prend bien les liquides et les purées. — Comme traitement, on a administré pendant 3 ou 4 jours de l'antipyrine, qui n'a pas été supportée, des bains, des frictions humides et du bromure de Na.

Le 25 janvier, M. Rauzier trouve l'enfant un peu amaigrie, les yeux brillants ; les mouvements choréiques sont modérés, toujours bilatéraux, portant sur toute la musculature ; aucune parésie. La langue, un peu sale, est agitée de mouvements choréiques ; les selles sont régulières ; pas de chorée oculaire. On ne trouve rien à la poitrine ; la température est à 37°.1, pouls irrégulier ; les pupilles sont égales et contractiles ; pas d'albuminurie. Pas de point ovarien. Le cœur, examiné à plusieurs reprises par le médecin traitant, n'avait présenté rien d'anormal jusqu'à il y a 5 ou 6 jours. Le jour de la consultation, on trouve une endocardite mitrale aiguë récente caractérisée par un frémissement systolique des plus intenses à la pointe, accompagné à l'auscultation d'un souffle rude au premier temps se propageant dans l'aiselle.

Prescriptions : Régime lacté ; mouche de Milan à la région précordiale ; dix gouttes de teinture de digitale pendant trois jours (à renouveler tous les 15 jours). Enfin, pour calles mouvements choréiques, on administre du bromure de sodium à 2 gram. par jour et 2 bains amidonnés quotidiens, de 15 à 20 minutes de durée.

Cette observation nous montre certains points très intéressants. D'abord une chorée antérieure qui est survenue un ou deux mois après une scarlatine. Dans la seconde attaque nous voyons une période prodromique bien nette où on note un peu de fièvre. En lisant cette observation, on ne peut pas ne pas penser qu'une infection a précédé et a provoqué l'attaque de la chorée, surtout, quand on voit survenir la complication cardiaque qu'on ne peut faire remonter qu'à l'infection se trouvant à l'origine de la chorée.

OBSERVATIONS D'OSLER.
(Prises en 1887).

Cas examinés 16 ans après l'attaque.

PREMIER CAS . — Laura (C. R.), âgée de 25 ans, a eu quelques attaques, après 1871, date de la première attaque. Elle n'avait jamais eu de rhumatisme jusqu'en 1887. L'état du cœur n'a pas été noté aux précédentes attaques. Elle avait des accès de dyspnée. — *État actuel.* Impulsion énergique, matité cardiaque augmentée, un souffle systolique à la pointe du cœur entendu dans la partie postérieure de l'aisselle.

CAS II. — Kate (L.), âgée de 21 ans, 2 ou 3 attaques après 1871. Une attaque sévère en 1878 ; en 1882, rhumatisme articulaire aigu ; avant cette époque aucun trouble articulaire. 1878, on note : pouls fort ; souffle à la pointe du cœur ; des accès de dyspnée. — *Etat actuel*. Léger frémissement ; un roulement présystolique localisé ; le souffle systolique de la pointe du cœur se transmet à la partie postérieure de l'aisselle.

Cas examinés 13 ans après la première attaque.

CAS III. — Annie (M.), âgée de 25 ans ; seconde attaque de chorée en 1883 ; troisième attaque en 1885. Elle a eu du rhumatisme immédiatement avant la première attaque. En 1883, on note un souffle systolique à la pointe du cœur ; on n'avait rien noté au cœur aux premières attaques — *Etat actuel*. Un souffle systolique à tonalité élevée à la pointe du cœur, se transmettant à l'aisselle ; matité cardiaque augmentée dans le sens transversal. Impulsion énergique.

CAS IV. — Bertha (G.), âgée de 25 ans. Une seconde attaque en 1880. Pas de rhumatisme. En 1880, souffle systolique doux. — *Etat actuel*. — Impulsion non énergique ; souffle systolique à la pointe du cœur, se propageant à l'aisselle. Le second bruit très vibrant et fort. Elle avait des palpitations et des accès dyspnéiques.

CAS V. — Hester (G.), âgée de 20 ans. La première attaque a été très sévère ; une seconde, en 1879, et une troisième depuis. Pas de rhumatisme. Rien de noté au cœur pendant ces premières attaques. Pendant deux ans, elle présentait des accès de palpitations et de dyspnée. — *Etat actuel*. Impulsion énergique ; roulement présystolique à la pointe.

Cas examinés 12 ans après l'attaque initiale.

CAS VI. — Annie (T.), âgée de 17 ans. Trois attaques depuis 1876, dont la dernière en 1885. Pas de rhumatisme. En 1885, souffle systolique doux ; elle se plaint de ne pas pouvoir se coucher sur le côté gauche. — *Etat actuel*. Impulsion forte en dehors du mamelon ; un souffle systolique élevé à la pointe se propageant dans l'aisselle.

CAS VII. — Ida (L.), âgée de 18 ans. Trois attaques depuis 1876. Pas de rhumatisme. Rien de noté au cœur en 1879. — *Etat actuel*. Battements énergiques ; matité accrue ; souffle systolique élevé à la pointe du cœur, se propageant à l'angle de l'omoplate et bien distinct sur toute la région du bord gauche du sternum ; un souffle systolique doux à l'orifice aortique.

CAS VIII. — Jannie (A.), âgée de 20 ans ; la seconde attaque en 1878, la troisième en 1879. Pas de rhumatisme ; à cette époque le cœur est normal.— *Etat actuel.* Impulsion très énergique ; pas d'hypertrophie appréciable ; un souffle présystolique dans le quatrième espace intercostal très limité ; souffle systolique à la pointe du cœur, se transmettant à l'aisselle et à l'angle de l'omoplate ; bruits du cœur tumultueux à la pointe ; aucun symptôme général.

CAS IX. — Miriam (C.), âgée de 19 ans. Deux attaques depuis 1871 ; jamais de rhumatisme. Elle a eu une affection cardiaque depuis quelques années, et se trouve alitée actuellement.

Cas examinés 10 ans après l'attaque initiale.

CAS X. — Rosalie (M.-T,), âgée de 24 ans ; attaque très sévère en 1879 ; rien depuis. Pas de rhumatisme. En 1877, un souffle très léger à la pointe. — *Etat actuel.* Battements vibrants et peu en dehors du mamelon. Frémissement présystolique bien marqué. Souffle présystolique dans le quatrième espace intercostal. Souffle systolique dans le sixième espace intercostal, se propageant jusqu'à la partie postérieure de l'aisselle. Parfois dyspnée, accès de palpitations et de lypothymies.

CAS XI. — Mimie (C.), âgée de 15 ans ; attaques en 1879, en 1880, en 1885. Rhumatisme en 1885, jamais avant. En 1878, un souffle systolique à la pointe ; pas de symptômes généraux. — *Etat actuel.* Impulsion énergique ; la pointe bat en dehors de la ligne mamelonaire. Matité transverse augmentée. Souffle systolique à la pointe, se prolongeant à l'aisselle ; double souffle à l'orifice aortique ; le souffle diastolique se propageant le long du sternum, le second bruit non claqué.

CAS XII. — Lizzie R..., âgée de 12 ans ; trois attaques successives en 1880-83-86. En 1879, en 1880 et en 1883, attaques sévères. Pas de rhumatisme, elle n'avait eu aucun symptôme cardiaque.— *État actuel.* Impulsion diffuse et forte ; la pointe du cœur un peu en dehors du mamelon. Souffle systolique à la pointe se transmettant à l'aisselle.

Cas XIII. — Rose F..., âgée de 13 ans ; la seconde attaque en 1881 ; cœur normal en 1879. Elle avait eu des accès de dyspnée d'effort. — *Etat actuel*. Impulsion énergique ; bruit râpeux présystolique, maximum au cinquième espace juste en dehors du mamelon. Dédoublement du second bruit. Souffle aortique faible.

Cas examinés sept ans après l'attaque initiale.

Cas XIV. — Ellen M.-J., âgée de 23 ans. Pas de rhumatisme. Rien au cœur en 1880. Anémique. Accès de palpitations, de dyspnée et de temps en temps de fortes douleurs au cœur. — *Etat actuel*. Impulsion forte ; matité accrue ; souffle présystolique sur toute la région mitrale. Souffle râpeux présystolique en dehors de l'apex ; souffle systolique doux. Examinée après quelques semaines d'un traitement ferrugineux et arsenié, qui a modifié l'anémie, les souffles n'ont subi aucune modification.

Cas XV. — Angela W..., âgée de 18 ans. Quatre attaques depuis 1880. Pas de rhumatisme, cœur normal en 1884 Elle a eu des douleurs cardiaques et des accès dyspnéiques.— *Etat actuel*. Impulsion énergique; souffle systolique doux à la pointe, se propageant à l'aisselle, augmentant à la suite d'un exercice et ne se modifiant pas par les positions.

Cas examinés six ans après l'attaque initiale.

Cas XVI. — Louis O..., âgé de 17 ans; au moins cinq attaques depuis 1881. Pas de rhumatisme. Rien de noté au cœur précédemment. — *Etat actuel*. Battements précipités et forts. Souffle systolique à la pointe du cœur se propageant à l'aisselle.

Cas XVII. — Frank N..., âgé de 13 ans. Seconde attaque en 1884. Pas de rhumatisme. Cœur normal en 1884. — *Etat actuel*. Dyspnée. Frémissement présystolique ; souffle présystolique dans le quatrième espace intercostal. Souffle systolique à la pointe du cœur se propageant à l'aisselle.

Cas XVIII. — Joseph M..., âgé de 13 ans. Première attaque au mois de janvier 1881 ; seconde attaque au mois d'octobre de la même année. Pas de rhumatisme. En 1881, souffle systolique doux. Il a eu le vertige et des bouffées de chaleur à la tête. — *Etat actuel*. Souffle intense à la pointe du cœur se propageant à l'aisselle.

CAS XIX. — Marcons Van A... Pas de rhumatisme. En 1881, un bruit musical à tonalité élevée. — *Etat présent*. Bruits soufflants à la pointe se propageant à l'aisselle.

Cas examinés cinq ans a. rès l'attaque initiale.

CAS XX. — Annie B..., âgée de 18 ans. Pas de rhumatisme.— *Etat actuel*. Souffle systolique à la pointe se propageant à l'aisselle.

CAS XXI. — Marie G..., âgée de 14 ans ; attaques en 1883-84-85. Pas de rhumatisme. Cœur normal en 1882. — *Etat actuel*. Souffle systolique à la pointe ne se propageant pas à l'aisselle.

CAS XXII., — Henriet H..., âgé de 8 ans. Pas de rhumatisme. Mort de maladie du cœur le 3 novembre 1883.

CAS XXIII. — Catherine B..., âgée de 13 ans. Seconde attaque légère au printemps de la même année. Pas de rhumatisme. Rien au cœur en 1882. — *Etat actuel*. Apex un peu en dehors du mamelon ; frémissement présystolique faible ; souffle systolique à l'apex se propageant à l'aisselle. Dans le quatrième espace intercostal, souffle présystolique.

Cas examinés quatre ans après l'attaque initiale.

CAS XXIV. — Tennie B..., âgée de 12 ans. La seconde attaque en 1884 ; la troisième en 1886. Pas de rhumatisme. En 1886, lésions cardiaques bien marquées. — *Etat actuel*. Battements violents ; la pointe du cœur en dehors de la ligne mamelonaire, matité augmentée ; souffle systolique se propageant jusqu'à l'omoplate.

CAS XXV. — Henriette K..., âgée de 21 ans. Seconde attaque en 1884. Pas de rhumatisme. En 1884, battements intermittents. — *Etat actuel*. Battements énergiques, souffle systolique à la pointe, se propageant vers l'omoplate. Accès de dyspnée à la suite d'efforts.

CAS XXVI. — Lorenzo d'A..., âgé de 11 ans, deux légères récidives ; rien de noté au cœur en 1883. — *Etat actuel*. Impulsion len'e mais énergique. La pointe bat à l'endroit normal. Souffle doux systolique à la pointe et fort après l'exercice, ne se propageant pas à la partie moyenne de l'aisselle. Douleurs précordiales angoissantes après l'exercice.

Cas XXVII. — Nellie H..., âgée de 9 ans. La seconde attaque en 1884 ; la troisième en 1885. Pas de rhumatisme. Rien de noté au cœur antérieurement. — *Etat actuel*. Battement de la pointe diffus à maximum dans le sixième espace intercostal, 2 centim. en dehors du mamelon. Matité accrue ; pas de frémissement. Souffle systolique intense à la pointe, se propageant jusqu'à l'angle de l'omoplate. Immédiatement au-dessous et en dedans du mamelon, bruit présystolique doux. En décembre 1886, l'enfant a eu des accès intenses de dyspnée cardiaque.

Cas XXVIII. — Annie C..., âgée de 11 ans. Très mauvaise attaque pendant un mois; pas de récidive. Pas de rhumatisme. Rien de noté au cœur en 1883. — *Etat actuel*. Battements au niveau du mamelon dans le quatrième espace intercostal ; matité transverse accrue. Dans les troisième et quatrième espaces, un souffle rude présystolique se propageant vers l'aisselle. Souffle systolique immédiatement en dehors de la pointe. Dyspnée d'effort.

Cas XXIX. — William H..., âgé de 15 ans. Il y a encore des mouvements choréiques de temps en temps. Pas de rhumatisme. Rien au cœur antérieurement. — *Etat actuel*. Pointe du cœur sur la ligne mamelonaire. Matité cardiaque augmentée. Thrill présystolique faible à la pointe. Souffle systolique rugueux et intense dans le second espace gauche. Un roulement présystolique distinct au niveau de la pointe. Dédoublement du premier bruit à la pointe. Dyspnée d'effort.

Trois ans après la première entrée à l'hôpital.

Cas XXX. — Ida M..., âgée de 14 ans. Pas de rhumatisme. Pas d'attaque après la première. Rien de noté au cœur précédemment. — *Etat actuel*. Souffle systolique à la pointe, se propageant à l'aisselle. Souffle systolique dans le second espace intercostal gauche.

Deux ans après l'attaque initiale.

Cas XXXI. — Lizzie B..., âgée de 15 ans. Plus d'attaques depuis. Pas de rhumatisme. Rien de noté au cœur précédemment. — *Etat actuel*. Impulsion forte. Souffle systolique localisé à la pointe. Thrill à la pointe.

Cas XXXII. — Alice N..., âgée de 10 ans. Pas de rhumatisme.

En 1885, souffle systolique mitral. — *Etat actuel*. Matité transverse accrue. Souffle systolique apexien, se propageant dans toute l'aisselle, qui s'intensifie dans le décubitus latéral.

CAS XXXIII. — William R..., 9 ans. Pas de rhumatisme. Cœur était normal en 1885. — *Etat actuel*. Pas de dilatation ; premier bruit sourd. Souffle systolique doux à la pointe après un effort, se propageant jusqu'à la troisième côte. Pas de symptômes subjectifs.

CAS XXXIV. — Georgie G..., 13 ans. Pas de rhumatisme. Souffle systolique à la base en 1885. — *Etat actuel*. Impulsion diffuse et énergique. Pointe immédiatement en dehors de la ligne mamelonaire. Matité accrue. Thrill. Souffle systolique à la pointe, se propageant dans toute l'aisselle. Battements irréguliers, palpitations et dyspnée.

INDEX BIBLIOGRAPHIQUE

Baumel. — Leçons clin. sur les mal. des enfants, 1893.

Belous. — Thèse de Lyon, 1888.

Blake. — American Journal of the med. Sc., 1893.

Boyer (Henri). — Note sur deux cas de chorée cardiaque (Bull. de la Société anatom. de Paris, 1875).

Bonnaud (Paul).— Contribution à l'étude de la chorée (Thèse de Lyon).

Brissaud.— Revue neurologie, 30 juillet 1896.

Cartier (Gabriel). — Quelques considérations sur la symptomatologie et la nature de la chorée (Thèse de Paris, 1876).

Charcot.— Leçons sur les maladies du système nerveux, 1888-89.
    — Leçons du mardi, 1887-88.

Chaffard (Charles). — Thèse de Montpellier, 1894.

Chéron (Paul).— La nature de la chorée et son traitement par l'antipyrine.

Comby. — France médicale, 1888.

Dechambre. — Diction. encyclop. des Sciences méd.

Duchateau. — Essai de pathogénie de la chorée (Revue des maladies de l'enfance, 1891).

Duroziez (P).— Diagnostic des lésions cardiaques dans la chorée.

Guérin (Hubert). — Contribution à l'étude de la chorée (Thèse de Paris 1876).

Grasset et Rauzier. — Traité des maladies du système nerveux.

Guinon. — Diagnostic des chorées (Gazette des Hôpitaux, 24 septembre 1887).

Hannequin. — De la chorée rhumatismale (Thèse de Paris, 1883-84).

Herringham, W.-P. — 80 cas de chorée (Thèse de Lyon, 1890). Paris, 1891.

Joffroy. — Nature et traitement de la chorée (Prog. méd. 1885).
    — Société méd. des Hôpitaux, 1891.

Lagner. — Deut. med. Wochens., 1890.

Lannois. — Thèse d'agrégation, 1886.

Lerredde. — Note sur un cas d'endocardite choréique, d'origine microbienne probable (Union médicale, 1892).

Mackensie (Stephen). — Observations de 435 cas de chorée (British medical Journal, 1887).

Marie. — Progrès médical, 1886.

Martin (B). — Les chorées.

Moity (Maurice). — Du cœur dans la chorée (Thèse de Paris, 1892).

Osler. — Les relations cardiaques de la chorée (American Journal of the med. Sciences, 1887).

Pianese. — Inst. d'anat. path. della R. Univ. di Napoli, 1893.

Raymond. — Diction. encyclop. 1880.

Roger (H). — Archives gén. de méd. 1880.

Saquet. — Thèse de Paris 1885.

Saric (Théophile). — Nature et traitement de la chorée (Thèse de Paris, 1884-85).

Sée (Germain). — De la chorée (Mém. de l'Acad. de méd., 1850).

— Chorées-Rhumatismes (Union médicale 1888).

Stefanini. — Rev. des Sciences méd. VIII.

Sturges. — The Lancet, 1889.

Triboulet. — Thèse de Paris, 1893.

Trousseau. — Clinique médicale.

Vassitch. — Thèse de Paris, 1883.

Wichmann. — Deut. med. Wochens., 1890

www.ingramcontent.com/pod-product-compliance
Lightning Source LLC
Chambersburg PA
CBHW070819210326
41520CB00011B/2024